JN118329

# 看護・コメディカルの 口腔ケア 実践ハンドブック

編著 **岩重洋介** 沼津市立病院歯科口腔外科

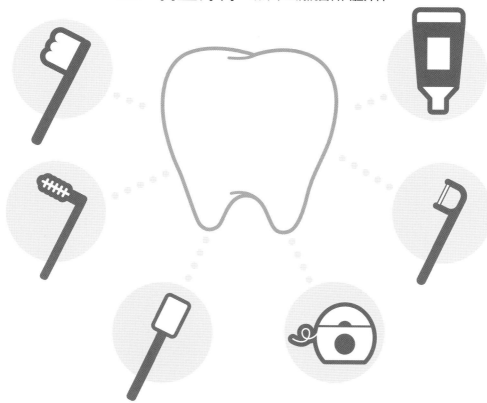

サイオ出版

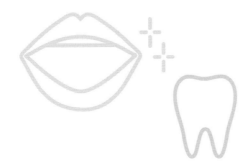

## 執 筆 者 一 覧 （執筆順、敬称略） ─────────────○

岩重　　洋介　　沼津市立病院歯科口腔外科

井染　　　洋　　沼津市立病院歯科口腔外科

松本　　鉄矢　　陸上自衛隊歯科医官

平沼　　克洋　　昭和大学歯科麻酔科

増田　　陸雄　　昭和大学歯科麻酔科

中村　　光希　　東京都立小児総合医療センター小児歯科、沼津市立病院歯科口腔外科

今井須美子　　沼津市立病院歯科口腔外科、歯科衛生士

# は じ め に

　厚生労働省によると、2018年の平均寿命は女性が87.21歳、男性が81.25歳で男女ともに過去最高となっており、平均寿命の長さを世界の国・地域と比較すると、日本は女性が2位、男性3位となっています。

　現在、高齢者（65歳以上）は人口の約28.6％を占めており、2025年には30.3％、2055年では約40％となると推測されています。高齢化社会が進むにつれて要介護高齢者の数は増加し、1993年に約200万人だった数は2025年には約530万人に増加すると推計されています。

　高齢者は運動機能の低下や代謝機能の低下により色々な疾患にかかりやすく、約80％の高齢者が入院の経験があり、また、回復が若い人に比べ遅くなることは言うまでもありません。その結果離床が遅くなり、さらに他の疾患に罹患するという悪循環に陥ります。

　後期高齢（75歳以上）は自身の歯が少なく、残存歯が16本で何らかの義歯を使用している方が約84％とのデータがあります。厚生労働省（当時の厚生省）と日本歯科医師会では8020（ハチマルニイマル）運動（80歳になっても自分の歯を20本以上保とう）を提唱し、1989年より開始しています。当時「8020」を達成している高齢者（後期高齢者）は10％にも満たない状況でしたが、2016年の全国調査では、75〜84歳の51％が達成していることが示されました。しかし高齢者人口は今後も増え続けていますので、「8020」に達していない高齢者の数は多い状態が続いています。

　歯がないことによる弊害は、QOL（クオリティ・オブ・ライフ＝生活の質）の低下や他の疾患への罹患率の高さにつながり、また、歯があってもう蝕や歯周病に罹患していては同様です。

　看護師や看護学生の方は看護学校で歯科の授業を受けた、または受けていると思いますが、何時間の授業だったでしょうか？　国家試験に合格し、実際の臨床現場で口腔ケアを行うにあたりどれだけの知識があるでしょうか？　現在新型コロナウイルスによるパンデミックで医療現場は逼迫しており、重症患者の口腔ケアが重要であることはメディアを通じて知っているとは思います。

　本書では"口腔ケアがなぜ大切なのか"を序章とし、知っているようであまり知られていない口腔の解剖、虫歯や歯槽膿漏の成り立ち等や現場で知っておきたいことを項目ごとに解説し、わかりやすく説明しました。

　また、本書の最大の特徴として、文章はなるべくわかりやすく簡素にまとめ、写真や図を多く掲載し、できるだけ視覚的に理解していただけるようにしました。

　各項目の執筆にはそれぞれ臨床での経験豊富な歯科医師、歯科衛生士の医療現場の第一線で活躍されている方々に担当していただきました。

　本書が現在または将来にわたり、看護や介護に携わっている看護師や介護士の方々をはじめ、看護学を専攻している学生諸氏や自宅での看護をされている方々の一助となれば、執筆者一同この上ないよろこびです。

2022年6月

岩重洋介

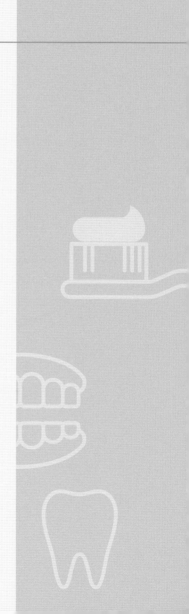

# 第 1 章

# 口腔ケアとは？

# 口腔ケアとは？

## 口の中を清潔に保つことで、口腔内や身体全体の健康を保つ

　口腔は呼吸や発音、身体に必要な栄養素を取り入れる大切な部分である。「口腔ケア」とは、口の中を清潔に保つことで、口腔内だけではなく身体全体の健康を保つケアのことである。

　最近では、生活習慣や口の中の病気が、肺炎や糖尿病ならびに心疾患等に大きくかかわっていることがわかっている。口の中を清潔にすることでさまざまな好環境を得られ、QOL（クオリティ・オブ・ライフ＝生活の質）の向上が期待できるのである。

## 口腔ケアでできるリスク回避

　口腔ケアでできるリスク回避は以下の項目があげられる。

①う蝕や歯周病の予防＝歯を失い噛めなくなる→胃腸障害・認知症・心疾患・糖尿病
②口腔乾燥症（ドライマウス）の予防＝菌の増殖→虫歯・歯槽膿漏・誤嚥・カンジダ症
③口臭の予防＝会話が楽しめない
④味覚障害の予防＝味を感じない→楽しい食事ができない・食欲低下
⑤誤嚥性肺炎の予防＝全身状態の悪化→死に至ることもある

## 2種類の口腔ケア

　口腔ケアには自分自身で行う「セルフケア」と「プロフェショナルケア」がある。

　セルフケアとは、歯ブラシやフロス、歯間ブラシなどを使用し、自分自身で口腔内を清潔に保つ方法である。

　一方、プロフェッショナルケアとは、歯科医師や歯科衛生士などの専門家が口腔と全身

状態を観察し、歯石や細菌の除去・プラークコントロールなどにより専門的なケアや口腔機能の回復・向上、食生活の改善などのアドバイスを受けることである。

　口腔内と身体の健康を保つためには「セルフケア」と「プロフェショナルケア」の両方を行うことが大切である。そのためにはまず、お口の中のことを知るべきである。「口の中のことは見ればわかるよ」と言われる人も多いと思うが、「口の中」にはいろいろな「臓器」があり、それをまず知り、またその役割も知っていただきたいと思う。

# 第 2 章

# 口腔の基礎知識

**口腔の解剖；口腔の構造と機能**

- 口唇
- 頬
- 口蓋
- 口腔底
- 口峡
- 歯
- 歯周組織
- 顎下部
- 唾液腺

**口腔の2大疾患**

- う蝕症
- 歯周病

# 口腔の解剖；口腔の構造と機能

　口腔とは、口唇の内側から、咽頭までの間の腔で消化管の入口となる部分である。口腔の前方は口唇、側方は頬、上方は蓋口、下方は口腔底で形成されており、後方は口峡から咽頭に続いている（**図1、2**）。

　口腔内には歯・歯肉・舌があり、食べ物を味わう味覚機能、咀嚼する機能、飲み込む機能、発音する機能がある。また、口腔粘膜には多数の小唾液腺が分布し、かつ耳下腺・顎下腺・舌下腺などの大唾液腺からの唾液により常に湿潤している。

　以下にそれぞれの構造や役割を説明する。

## 口唇（こうしん）

　口唇は口腔の前方にあり、外面は皮膚、内面は粘膜で覆われて、中に口輪筋という筋肉

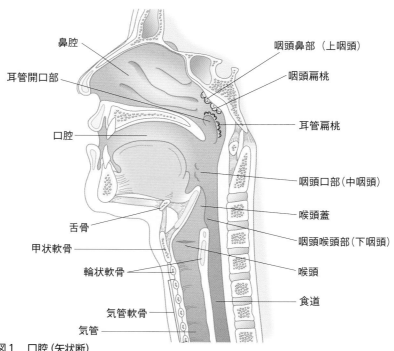

図1　口腔（矢状断）

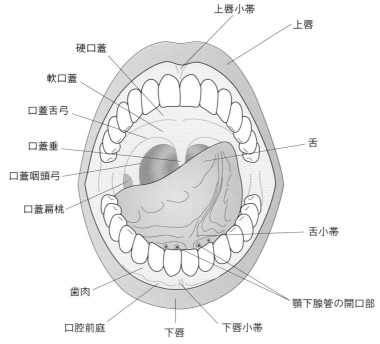

図2　口腔の構造

上唇小帯
上唇
硬口蓋
軟口蓋
口蓋舌弓
口蓋垂
口蓋咽頭弓
口蓋扁桃
舌
舌小帯
顎下腺管の開口部
歯肉
口腔前庭
下唇
下唇小帯

を含んでいるので可動性である。口唇には上唇と下唇があり外界と交通している。上唇と下唇の交わるところを口角といい、口唇の外側は皮膚で内側は口腔粘膜で赤見を帯びたところを赤色口唇と呼ぶ。上唇正中部には人中と呼ばれる溝があり、頬との境には鼻唇溝という溝がある。

　上唇と下唇の皮下には口輪筋があり、頬筋などの表情筋がついている。内側の口腔粘膜には上唇小帯・下唇小帯という粘膜のヒダがあり、粘膜下には小唾液腺である口唇腺が多数存在している。

　口唇は、開くことで食物を取り込むことができ摂食を可能とし、また、「吸ったり」「歌ったり」「すすったり」することにも関係している。口唇を閉じることで食物を口腔内に保ち、嚥下に関しては口腔内を陰圧にする。また、唾液の蒸発を防ぎ口腔内の湿潤を保つほか、口唇音（パ・バ・マ行）の発音をも可能にしている。

## 頬（ほほ・きょう）

　頬は口腔の外側壁をつくっており、前方を口唇、上方を頬骨弓、後方を耳、下方を下顎骨で囲まれた部分で、外面を皮膚、内面を口腔粘膜で覆われており、その間に筋肉（表情筋）や耳下腺、頬脂肪体がある。軟らかい組織であり、顔の表情をつくる。笑顔の際に、頬の中央部に凹みがつくられることがあり、これを「えくぼ」という。えくぼは、この部の皮

膚に笑筋の一部が付着している。これは筋と筋の隙間によるためで、その他皮下脂肪の多さや皮膚の柔軟さも関係している。

　また、頬内面は頬粘膜で覆われており、上顎第一大臼歯または第二大臼歯の歯冠に相当する部位に、乳頭状の小隆起があり、これを耳下腺乳頭という。耳下腺の開口部であり漿液性の唾液が流出する。

## 口蓋（こうがい）

　口蓋は口腔の上壁をつくっていると同時に、鼻腔・上顎洞を分けている部位である。前方2／3の骨のある部分を硬口蓋、後方1／3の骨がなく可動する部分の軟口蓋に分けられる。

### 1 硬口蓋

　硬口蓋は上顎骨と口蓋骨とにより結合した骨で、前後左右に多少陥凹して蓋の形をしており、口蓋粘膜で覆われている。硬口蓋粘膜の正中には口蓋縫線があり、その両側には横口蓋ヒダがあり、最先端部は切歯乳頭がある。口蓋縫線や横口蓋ヒダは新生児では比較的はっきりしているが、成年になるとほとんど消失する。

　硬口蓋は舌で食物を押しつぶしたりして食塊を形成する場所で、口蓋粘膜により覆われており、小唾液腺である口蓋腺や味覚を感知する味蕾も広く分布している。

### 2 軟口蓋

　軟口蓋は口蓋粘膜と鼻粘膜との間に筋肉をもっている可動性の大きなヒダで、硬口蓋の後方から後下方へ傾き、口腔と咽頭を不完全ながら隔てられている。軟口蓋の後方正中部には口蓋垂があり、軟口蓋の粘膜下には複数の筋が存在し、嚥下、食べ物の逆流や発音に重要な働きをしている。この部分の麻痺が起こると、鼻咽腔への食べ物の逆流や開放性鼻声が生じる。

## 口腔底（こうくうてい）

　口腔底は、舌の下面と歯槽の間の粘膜面によって構成されており、舌下部と舌に分けられる。

### 1 舌下部

　舌下部は、舌を上方へ持ち上げると見ることができる。上方を粘膜で覆われており、内面は下顎骨の内側についている筋肉により形成されている。正中部には舌小帯があり、そ

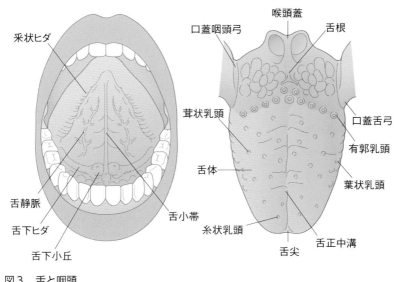

図3　舌と咽頭

の両側に舌下小丘と呼ばれる小隆起がある。舌下小丘は顎下腺と舌下腺の一部の出口で、漿液性と粘稠性の唾液を出す。その後方に舌下ヒダがあり舌下腺からの粘稠性の唾液を出す（**図3**）。

## 2 舌

　舌は筋肉の突起物で、表面を粘膜が覆っている。舌筋は内舌筋と外舌筋からできており、高度の運動性と変形性（構音機能）をもっている。

　舌の上を舌背、両脇を舌縁、舌の下を舌下面といい、舌背部には正中部に正中溝があり、舌を左右に分けている。また、後方には分界溝と呼ばれる逆V字型の溝があり、これより後方を舌根、前方を舌体、さらに先を舌尖という。

　舌背部には糸状乳頭、茸状乳頭があり、分界溝の前には左右で8～15個の有郭乳頭が、舌側縁後方部には葉状乳頭がある。茸状乳頭、有郭乳頭、葉状乳頭には味覚を感知する（味覚機能）味蕾がある。味蕾は1,500個ほどあり、亜鉛が不足すると合成できなくなり味覚障害の原因の1つとなる。

　味覚には甘味、塩味、酸味、苦味、旨味の5種類があり、舌のどこでも感じるが、部位により量的な差があり、苦味は舌根、酸味は舌縁、甘味と塩味は舌尖、旨味は全体で主に感じる。

　舌下面には正中線の両側に青紫色の舌深静脈を見ることができる。後方の正中線に舌小帯という粘膜ヒダがあり、舌の後退を防いで運動を調整している。

　舌は口の中に入った食べ物や飲物の温度や性質を感じ取り、咀嚼時には食べ物を歯と歯の間に移動させたり保持したり、咀嚼したものを集めて咽頭・食道へ送り込む嚥下にも関与（嚥下機能）している。

## 口峡（こうきょう）

口峡は、口腔と咽頭との移行部で、上方は軟口蓋、外方は口蓋弓、下方は舌根によって囲まれた狭い部分である。

軟口蓋の後下部を口蓋帆といい、可動性である。その中央から短円錐形の突起が垂れ下がっており、これを口蓋垂（こうがいすい）という。

口峡は発音にも関与しているが、液体を飲みこむことにも関与している。この部分の病的な狭窄は、いびきや睡眠時無呼吸症候群の原因となる。

## 歯

歯は人体のなかで最も硬い組織で、食物の咀嚼を行うだけではなく、嚥下や発音などにも関与しており、また、顔貌や健康にも関係している。

歯は上下顎骨に規則正しく並んでおり、これを歯列という。歯列はU（またはV）字型を形成しており、これを歯列弓という。そして、上下の歯列での噛み合わせを咬合（こうごう）という（**図4、5**）。咬合は基本的には上顎歯列が下顎歯列を被蓋しているが、逆の場合を反対咬合、一部が逆の場合を交叉咬合、上下前歯が合っている場合を切端咬合という。

## 1 歯の萌出時期（ほうしゅつ）（表1）

歯には乳歯と永久歯があり、萌出時期は歯の種類や部位ならびに性別により多少の違いがあるが、乳歯は生後8か月ごろから萌出し、約2年半〜3年で上下10歯ずつ計20歯からなる乳歯列が完成する。

永久歯は、乳歯脱落後または6歳頃に乳歯列の後方に第一大臼歯が萌出する。第一大臼歯は最初の永久歯で、6歳臼歯とも呼ばれる。永久歯は上下14歯ずつ計28歯からなり12〜13歳頃永久歯列が完成する。第三大臼歯（智歯）を含めると32歯であるが、第三大臼歯

表1 歯の萌出時期

| 乳歯 | 上顎 | 10月 | 11月 | 18月 | 14月 | 30月 | | | |
| | 歯種 | A | B | C | D | E | | | |
| | 下顎 | 8月 | 12月 | 21月 | 16月 | 27月 | | | |
| 永久歯 | 上顎 | 7年 | 8年 | 9〜10年 | 9〜10年 | 11年 | 6年 | 12〜13年 | 17〜20年 |
| | 歯種 | 1 | 2 | 3 | 4 | 5 | 6 | 7 | 8 |
| | 下顎 | 6年 | 7年 | 9〜10年 | 9〜10年 | 11年 | 6年 | 12年 | 17〜20年 |

は埋伏しており萌出できない場合や、先天的にない場合もある。

## 2 歯の種類

　歯は、前歯と臼歯とに大別され、前歯は切歯と犬歯、臼歯は小臼歯と大臼歯とに分けられる。切歯と犬歯は食物をかみ切るのに適しており、臼歯は食物をかみ砕いたり、すりつぶしたりするのに適した形態をしている。

### 1 前歯
　乳歯列・永久歯列の前方にある歯で、中心側にある歯を（乳）中切歯と呼び、側方にあるものを（乳）側切歯と呼ぶ。切歯の側方にある歯は（乳）犬歯と呼び、最も長い歯であり糸切り歯ともいわれる。

### 2 臼歯
　いわゆる奥歯で、乳歯列では第一乳臼歯と第二乳臼歯がある。乳臼歯のあった場所に萌出する永久歯が第一小臼歯と第二小臼歯である。乳歯列の後方に萌出するものは大臼歯で、第一大臼歯・第二大臼歯・第三大臼歯である。

### 3 歯式
　歯の種類を表すときには、歯式（**図4**）と呼ばれる略号を用い、日本ではジグモンディ（Zsigmondy）法を使用している。
　ジグモンディ法は、歯の種類を表す数字と、上下左右の位置を表す記号を組み合わせて用いる。永久歯では中切歯から後方に1～8の数字で表し、乳歯では、大文字のアルファベットA～Eを使用する。

| | |
|---|---|
| 1　中切歯 | A　乳中切歯 |
| 2　側切歯 | B　乳側切歯 |
| 3　犬歯 | C　乳犬歯 |
| 4　第1小臼歯 | D　第1乳臼歯 |
| 5　第2小臼歯 | E　第2乳臼歯 |
| 6　第1大臼歯 | |
| 7　第2大臼歯 | |
| 8　第3大臼歯 | |

| | | | | | | | | | | | | | | | | |
|---|---|---|---|---|---|---|---|---|---|---|---|---|---|---|---|---|
| **永久歯** | 8 | 7 | 6 | 5 | 4 | 3 | 2 | 1 | 1 | 2 | 3 | 4 | 5 | 6 | 7 | 8 |
| | 8 | 7 | 6 | 5 | 4 | 3 | 2 | 1 | 1 | 2 | 3 | 4 | 5 | 6 | 7 | 8 |
| **乳歯** | | | | E | D | C | B | A | A | B | C | D | E | | | |
| | | | | E | D | C | B | A | A | B | C | D | E | | | |

　例）：右側上顎第1大臼歯　　6|
　　　　左側下顎乳犬歯　|C

**図4　歯式（ジグモンディ／Zsigmondy法）と歯の種類**

## 3 歯の形態と構造（図5）

　歯は歯冠部と歯根部からなり、その境を歯頸部という。歯冠部はエナメル質で、歯根部はセメント質で覆われており内部には象牙質と歯髄がある。

### 1 エナメル質

　歯冠部の最表層の組織で、人体の組織のなかで最も硬い組織であり、モース硬度で6〜7（ダイヤモンドは10）。97％ハイドロキシアパタイトという無機質からなり、知覚はない。色は半透明で白く見えるのは象牙質が透けて見えるためである。

### 2 象牙質

　エナメル質の直下にあり、約70％が無機質であるハイドロキシアパタイトで、約18％が有機質であるコラーゲンからなり、さらに12％の水分を含んでいる。色は不透明な白色（象牙色）、個人差があり、やや黄色みを帯びていることが多い。加齢により構造や硬さに変化が生じ、変色も起こる。そのため、透明なエナメル質を通して歯の色が黄色みを帯びたように見えたりする。

　象牙質の内部には歯髄腔があり、知覚神経や血管を含む歯髄組織を取り囲んでいる。無数の象牙細管という空隙が象牙質の表層から歯髄までつながっており、虫歯で露出したり、削れたりすると刺激が歯髄に伝わり痛みを感じる。

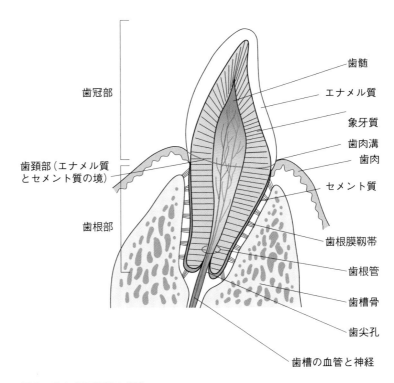

図5　歯と歯周組織の構造

## 3 セメント質

歯根の表面の組織で、歯周組織である歯根膜のシャーピー線維が入り込み、歯と歯周組織とを結合している。

## 4 歯髄

歯髄細胞・象牙芽細胞・円形細胞・未分化の間葉細胞のほかに歯髄線維を含み知覚に敏感である。象牙芽細胞は象牙質を形成しつづけるので、歯髄腔の体積は加齢により減少する。

## 歯周組織

歯周組織は歯の支持組織で、歯肉・歯根膜・歯槽骨からなり、口腔内に見えているのは歯肉だけである（**図5**）。

### 1 歯肉

歯肉上皮と結合組織からなり、歯頚部を取り囲んで歯槽骨を被覆している。健康な歯肉はピンク色をしているが、歯周病などにかかると炎症で濃いピンク色から赤色を呈し、出血しやすくなる。また、メラニン色素が沈着し黒ずむこともある。

歯頚部を取り囲んで歯面から遊離している部を遊離歯肉、その歯根側で歯に結合している歯肉を付着歯肉という。遊離歯肉と歯との間には健康な歯肉でも0.5～2mm程の溝（ポケット）が存在し、これを歯肉溝（歯周ポケット）という。

### 2 歯根膜

歯根周囲を取り囲んで、歯と歯周組織を結合させている厚さ0.2～0.3mmの線維性結合組織である。歯槽骨とセメント質両方にシャーピー線維を介して結合しており、歯を保持する組織である。咬合時に歯に加わる圧力のクッションの働きをしており、健康な状態でも歯はわずかに動き、これを生理的動揺という。また、神経も分布しており、圧力・温度・接触・痛みなどを感じ、髪の毛や異物を嚙んだときにわかるのは歯根膜のおかげである。

### 3 歯槽骨

上下顎骨のうち歯を支持している部分を歯槽骨という。解剖学的には上顎骨では歯槽突起、下顎では歯槽部に相当する。歯槽骨の辺縁は歯頚部のやや下方に位置するが、加齢や歯周疾患により歯槽骨は退縮する。

## 顎下部（がっかぶ）

　顎下部は、上方を下顎骨下縁、前方を顎二腹筋前腹、後方を顎二腹筋後腹、内方を顎舌骨筋により囲まれており、その形から顎下三角と呼ばれる（**図6**）。顎下部には顎下腺・顎下リンパ節・顔面動静脈が存在している。

## 唾液腺（だえきせん）

### 1　唾液腺の種類（図6）

　唾液腺は、大唾液腺（耳下腺・顎下腺・舌下腺）と小唾液腺（口唇腺・口蓋腺・舌腺・頰腺・臼歯腺）とに大きく分けられる。大唾液腺は口腔内に開口する管をもっており、小唾液腺は口腔粘膜に広く分布していて出口が粘膜に開口している。1日に分泌される唾液は約1～1.5Lであるが、60～70％が顎下腺、25～35％が耳下腺、5％あるいはそれ以下が舌下腺、5～8％が小唾液腺から分泌される。

#### ① 大唾液腺

**❶耳下腺**

　耳下腺は、耳前部皮膚直下にあり、上方は頰骨弓、後方は胸鎖乳突筋前縁、前方は咬筋、深部は顎関節に達している最大の唾液腺である。内部は深部と浅部に分かれているが、構造上の違いはなく、中央を顔面神経が走行している。

　唾液の排泄管（ステンセン管／ステノン管）は咬筋の中を突き抜け、上顎第一大臼歯、第二大臼歯に相対する頰粘膜に開口する。

　耳下腺は、アミラーゼ（消化酵素）を含んだ漿液性唾液（サラサラした唾液）を分泌する。

**❷顎下腺**

　顎下腺は、顎骨下縁と顎舌骨筋前腹・後腹に囲まれた顎下三角で、やや扁平な楕円体をしており、上方は顎舌骨筋、下面は広頚筋、外側面は下顎骨内面に接している。

　排泄管（ワルトン管／ワトソン管）は長さ5cmで、顎下腺後部から出て、顎舌骨筋の上面を通り舌下小丘に開口する。

　顎下腺は、大唾液腺全体の60～70％の唾液を分泌し、分泌液と粘液性分泌液を分泌する漿液性混合腺である。

**❸舌下腺**

　舌下腺は、舌下隙と呼ばれる顎舌骨筋と舌筋、下顎骨に囲まれた部にある不正三角の薄い腺である。舌下腺は大舌下腺と小舌下腺と呼ばれる区域に分かれている。排泄管は大舌下腺管（バルトリン管）では舌下小丘に、小舌下腺管（リビナス管）は舌下ヒダに開口して

いるが、大舌下腺と小舌下腺は構造上明らかな違いはない。

舌下腺は粘液細胞が主体で、粘液性優位の混合腺である。

## ② 小唾液腺

### ❶口唇腺

口唇腺は、口唇粘膜の直下にある小唾液腺で、多数の導管が直接口唇粘膜に開口している。口唇腺は混合腺で、上唇にも下唇にもある。

### ❷口蓋腺

口蓋腺は、硬口蓋ならびに軟口蓋の粘膜に散在する小唾液腺であるが、硬口蓋の前方部にはほとんど存在していない。口蓋腺は粘液性の優位な混合腺である。

### ❸舌腺

舌腺は、舌下面に存在し、場所により前舌腺、エブネル腺、後舌腺に分けられ、それぞれが独立した小唾液腺である。

### ❹前舌腺

ブランダン・ヌーン腺ともいい、舌尖部の舌下面付近にある左右一対の小唾液腺である。

● **エブネル腺**：有郭乳頭および葉状乳頭の周囲の粘膜にある小唾液腺で、導管は乳頭周囲

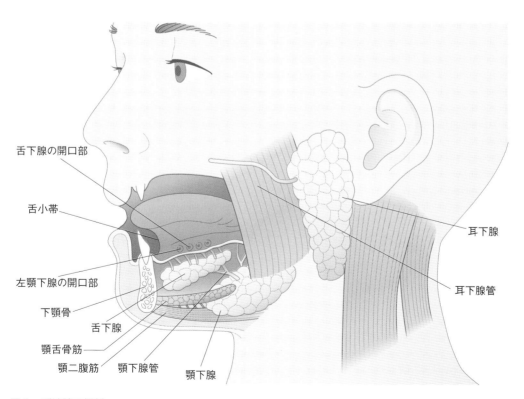

舌下腺の開口部
舌小帯
左顎下腺の開口部
下顎骨
舌下腺
顎舌骨筋
顎二腹筋　顎下腺管　顎下腺
耳下腺
耳下腺管

図6　唾液腺の解剖

の溝の底部に開口している漿液腺である。

● 後舌腺：舌根部の粘膜に散在する小唾液腺で、粘液性がほとんどを占める混合腺である。

❺ 頬腺

耳下腺の開口部である耳下腺乳頭付近の頬粘膜から頬筋の筋組織間、または頬筋外側の結合組織に散在する小唾液腺である。

❻ 臼後腺

臼歯腺ともいい、最後臼歯の後方の臼後三角付近の歯槽粘膜に散在する漿液性の小唾液腺である。

## 2 唾液の分泌量

唾液は、消化管で最初に分泌される消化液で、食事や会話時に大量に分泌（刺激時唾液）されるが、安静時にも少しずつ分泌（安静時唾液）されており、1日に約1〜1.5L分泌される。500mLペットボトルで2〜3本分の量と思うとかなりの量である。刺激時唾液は刺激の性質にもよるが、分泌量は7mL/分といわれている。咀嚼、味覚、臭覚などで分泌速度が変わる。

安静時唾液は日内リズムがあり、安静時では19mL/時であるが、睡眠中は2mL/時と少なくなり、夕方に多くなるといわれている。また、座位より立位、暗いところより明るいところのほうが分泌速度は増加するといわれている。また、唾液の分泌量は、年齢、薬剤（降圧薬、抗アレルギー薬など）、その他（喫煙・飲酒など）により減少する（加齢やシェーグレン症候群、糖尿病など）。

## 3 唾液の成分

唾液の成分は99.5％が水である。他の0.5％は有機質0.3％、無機質0.2％からなっている。

### 1 唾液の有機成分

❶ タンパク質

主な有機成分はタンパク質で血漿成分由来のもののほか唾液固有のタンパク質もある。

● γ-グロブリン（免疫物質）：主に分泌型IgA型であり、そのほかにIgG、IgMがある。いずれも抗微生物タンパク質であり、役割として分泌型IgAは微生物の付着の阻害、IgG、IgMは微生物の貪食作用の増大と考えられている。

● ムコタンパク質（保護物質）：漿液性ムコタンパク質と粘液性ムコタンパク質があり、粘液性タンパク質はムチンと呼ばれ、細胞の保護や潤滑物質としての役割がある。

● ラクトフェリン（抗菌物質）：ラクトフェリンは鉄結合性の糖タンパク質である。アポラクトフェリン（鉄のない状態）が病原菌必須の鉄を奪うことにより、細菌の発育を抑

制する。

●ヒスタチン：カンジダ菌に対して抗真菌作用をもつタンパク質である。

●カルシウム−反応性タンパク質：ハイドロキシアパタイトに吸着するタンパク質をカルシウム−反応性タンパク質と呼ぶ。

❷酵素

　唾液中の酵素の種類は30種を超えるが、最も多く含まれるのは$\alpha$-アミラーゼで、全唾液中が生産するタンパク質の40〜50％を占める。

●$\alpha$-アミラーゼ：唾液腺$\alpha$-アミラーゼは炭水化物（でんぷん）をマルトース、イソマルトース、デキストランの多糖類に分解することができる酵素である。これらは胃、膵臓、小腸を通過する間にさまざまな酵素により消化され、グルコース、ガラクトース、フルクトースなどの単糖類に消化される。

　$\alpha$-アミラーゼの80％は耳下腺由来で、残りは顎下腺由来である。口腔内では食物中の糖の消化や炭水化物を含む食物残渣を取り去る働きをする。

●ペルオキシターゼ：ペルオキシターゼはヘム酵素で、抗菌作用と防御作用があり、唾液のpHが6.0以下の酸性になると強力な抗菌作用を発揮する。

●リゾチーム：リゾチームは大唾液腺、小唾液腺、歯肉溝滲出液および白血球より分泌される酵素で、細菌の細胞壁を構成する多糖類を加水分解する作用をもっており、溶菌酵素とも呼ばれている。身体の中にはリゾチームがあちらこちらに存在しているが、特に、涙や唾液、鼻水の中に多く含まれており、感染防御の働きをしている。

2 唾液の無機成分

　主な無機成分は、$Na^+$、$Cl^-$、$K^+$、$Ca^{2+}$、$HCO_3^-$と無機リン酸であり、これに少量の$Mg^{2+}$、$SCN^-$、$F^-$、$I^-$、$Br^-$、$Cu^{2+}$が含まれる。

①浸透圧を調整（$Na^+$、$Cl^-$、$K^+$、$HCO_3^-$）
②エナメル質のハイドロキシアパタイトの安定性（pH、$Ca^{2+}$、$PO_4^{3-}$、フッ素）
③ペルオキシターゼの抗菌性（$SCN^-$、$Br^-$、$I^-$）
④唾液アミラーゼの活性化因子（$Cl^-$）
⑤歯質の強化（フッ素）

# 4 唾液の作用

1 消化作用

　$\alpha$-アミラーゼの作用により、食物中の炭水化物（でんぷん）をマルトース、イソマルトース、デキストランの多糖類に加水分解する。さらに膵臓の酵素により分解され、小腸にてグルコース、ガラクトース、フルクトースに分解され、速やかに吸収される。

## ② 粘膜保護・潤滑作用

唾液に含まれる粘液性タンパク質のムチンは糖鎖の占める割合が多いため、口腔粘膜の乾燥を抑える保湿効果に優れ、歯や食物などの刺激に対し口腔粘膜を保護したり、会話を補助する作用もある。

## ③ 自浄作用

食物中の線維物質を咬むことで、唾液は歯の表面に付着した食物残渣やプラークを物理的に洗い流す。また、唾液タンパク質は唾液を泡立てるので、それにより自浄作用が促進される。

## ④ 抗菌・免疫作用

口腔内には常在菌が存在し、バランスのとれた一定の細菌叢を維持している。外部から口腔内に侵入した細菌は唾液中の抗菌作用を有するラクトフェリン、リゾチーム、免疫グロブリンにより増殖が阻止される。

## ⑤ pH緩衝作用

唾液のpHは主に唾液に含まれる炭酸（$H_2CO_3$）と重炭酸イオン（$HCO_3^-$）の比率で決まる。口腔内は通常pH6.8〜7.0で中性に保たれているが、食事により酸性に傾いた口腔内を中性に戻す作用があり、う蝕や歯周病などを防ぐ。

## ⑥ 再石灰化作用

唾液中に含まれる、リン酸やカルシウムといったエナメル質の主成分であるハイドロキシアパタイト（リン酸カルシウムの一種）が、脱灰されたエナメル質表面に沈着し、再石灰化を促す。

## ⑦ 触媒（味覚）作用

唾液に食物中の味物質が溶けて、味蕾の味細胞に結合し、味覚を感じることができる。

## ⑧ 内分泌（保護）作用

唾液にはパロチン（唾液腺ホルモン）のほか上皮成長因子や神経栄養因子などの多種の細胞増殖因子を含む生理活性物質が含まれている。これらが直接的に口腔粘膜や消化管粘膜に作用し、創傷治癒に働くほか、粘膜から吸収されて血管系に入り、ホルモン様作用を発揮する。

# 口腔の2大疾患

　口腔内には未同定の細菌を含め、約400〜700種類の細菌が住みついているといわれている。出生直後から母親や近親者から移った細菌が歯面や粘膜面に付着し、複雑なバイオフィルム（細菌が集まり作る細菌膜）を形成するために外部からの細菌が付着し増殖することは困難である。口腔の感染症は口腔常在菌が原因である。

　しかし、個々の細菌は病原性が弱いため、単独で病気を起こすことはなく混合感染の形をとり、また発症まで長い時間を要する。その代表的疾患がう蝕症（虫歯）と歯周病（歯槽膿漏）である。

## 1 う蝕症（虫歯）

### 1 う蝕症の成り立ち

　う蝕症の原因はストレプトコッカス・ミュータンスを主体とする口腔内連鎖球菌が歯面に着き、歯垢（しこう・プラーク）を形成し、菌が産生する乳酸によって歯が溶解（脱灰・だっかい）して軟化や欠損が生じた状態である。

　脱灰は歯の表面から起こるのではなく、エナメル質の内部から溶けていくことがわかっている。この溶けた部分を表層下脱灰層という。初期う蝕では溶けた部分が元の状態に戻ることがわかっており、これを再石灰化という。

　エナメル質はカルシウムとリン酸からできており、このカルシウムが酸により溶け出し、溶けた部分は唾液の中のカルシウムが表層下脱灰層に入り込んで修復する。このように歯は常に脱灰と再石灰化を繰り返している。

　しかし、口腔内ケアがうまくいかないと脱灰が進み、表面のエナメル質が崩壊することにより穴が開いてしまう。これがう蝕である。

　う歯の発生には食事（食事の糖質）、歯の質（エナメル質の強さ）、細菌（数）、時間（口腔ケアまでの時間）の4つの要因が関係している。

　う蝕症は段階的に進むため、第1度〜第4度に分類される（図7）。

う蝕第1度（C1）：う蝕がエナメル質に限局している状態
う蝕第2度（C2）：う蝕が象牙質にまで進行しているが、歯髄には達していない状態
う蝕第3度（C3）：う蝕が歯髄にまで進行し、軟化崩壊した象牙質を除去すると歯髄が露出したり、すでに歯髄が露出している状態
う蝕第4度（C4）：歯冠が崩壊し、歯根部だけ残った状態（残根）

　そのほかに初期齲蝕をC0と分類する場合もある。

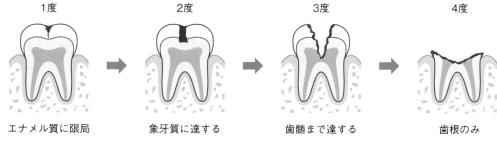

| 1度 | 2度 | 3度 | 4度 |
|---|---|---|---|
| エナメル質に限局 | 象牙質に達する | 歯髄まで達する | 歯根のみ |

図7　う蝕症の進行過程

### 2 う蝕歯の治療法

　う蝕の好発部位は咬合面（噛む面）と隣接面（歯と歯が接する面）である。部位によってう蝕の進行状態は異なる。咬合面からのう蝕は△のように底が拡がって、隣接面からは▽のように先細りに進行する。

　う蝕歯の治療法はう蝕の進行状態によって大きく異なる。う蝕が軽度で再石灰化が望める場合は、ブラッシングや予防処置（フッ素塗布・シーラント）にて経過観察することもあるが、う蝕症第1度以上では治療が必要である。治療法には歯を残す場合と残さない場合があり、残す場合を保存処置（保存治療）という。

　保存処置とは歯を残し、う蝕を治す治療法である。通常、う蝕症第1度～3度までの治療法となる。保存処置には以下の治療法がある。

#### ❶う蝕第1度（エナメル質に限局の場合）
##### ●CR（コンポジットレジン）修復
　浅く限局したう蝕の場合はむし歯の部分を削除し、その部分にレジンと呼ばれる合成樹脂を埋めて治療する（**図8**）。長所は色調が天然歯に近く、操作性がよく、即時に修復できるところである。短所は、時間の経過とともに変色すること、咬合面のような圧力が強くかかる部位は破折しやすいため不向きとされていたが、最近は強度が増し、臼歯にも使用されるようになってきた。

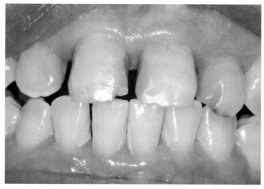

図8　CR修復

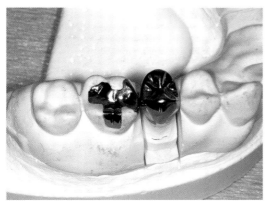

図9　インレー修復とFMC修復

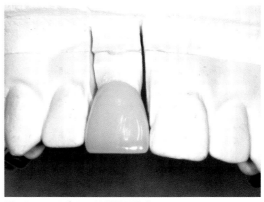

図10　ハイブリッド前装冠修復

❷う蝕第2度（象牙質に達する）

●インレー修復

　咬合面のような強い圧力がかかる部位ではむし歯の部分を削除し、型を採って石膏模型をつくる。模型を使い硬質レジンや金属などの修復物（インレー）を作製する方法である。

●FMC（全部鋳造冠；フルメタルクラウン）修復

　むし歯が大きくなり噛む面がなくなったり、エナメル質が大きく欠けたり、全周がむし歯になってしまった場合は、インレー修復による治療はできない。歯全体を大きく削り、そこに被せものをして治療する方法である（図9）。

❸う蝕第3度（歯髄まで達する）

●根管治療＋FMC修復

　むし歯が歯髄まで達してしまった場合や、歯髄が細菌に侵された場合は、歯髄を除去（抜髄または感染根管処置）する必要がある。歯髄の治療は根管治療と呼び、歯髄だけでなく歯髄周囲の感染した象牙質をリーマー・ファイルと呼ばれる針のような器具で除去し、歯髄腔内に薬剤を埋め再感染しないようにする。

　その後に歯全体を大きく削ったり、歯に土台をつくってそれを削って被せるものが、クラウン修復である。前歯では唇側面にレジンやポーセレン（陶材）を焼き付けて自然な色調を出し、審美性を高めている（図10）。

❹う蝕第4度（残根）

　保存処置ができない状態なので抜歯となる。抜歯となった部位は数か月で完全上皮化し、見た目は治っているが、歯がないので噛むことができない状態である。歯がなくなった箇所の形態、機能、審美性を回復することを目的とし、人工物をつくることを補綴という。

　補綴物の代表例が、ブリッジ（図11）と義歯（図12）である。また、最近は歯科インプラント（図13）を利用したものがある。

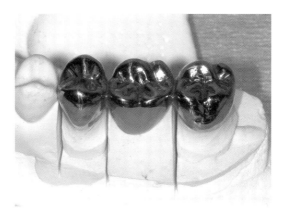

図11　ブリッジ

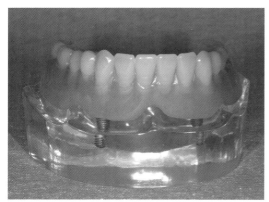

図12　歯科インプラント義歯

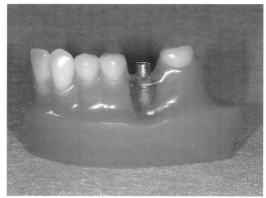

図13　歯科インプラント

・ブリッジは欠損した隣の歯を削り、そこに連続したクラウンを被せて治す治療法である（**図11**）。
・義歯は部分的なものと全体的ものがあり、局部（部分）床義歯、総（全部床）義歯と呼ばれている。
・歯科インプラントは顎骨内にチタン製の人工歯根を植え込み、顎骨と結合したところで土台をつなぎ、そこにクラウン、ブリッジまたは義歯（**図12**）を固定する治療法である。

## 2　歯周病

### 1　歯周病の成り立ち

　歯周病とは、細菌の感染によって引き起される炎症性疾患で、歯の周囲の歯肉や歯を支える骨などが吸収する病気である。

　歯肉だけに限局している状態を歯肉炎（若年者に多い）、歯根膜や歯槽骨が破壊された状態を歯周炎（成人に多い）という。

　口腔内には400〜700種類の細菌が存在する。細菌そのものではあまり悪いことはしな

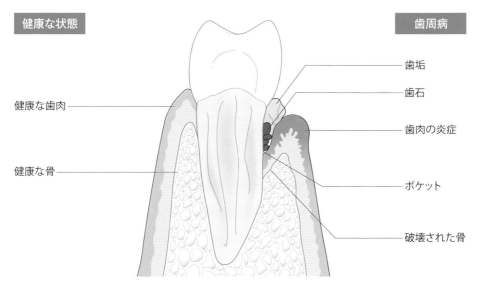

図14　健康な状態と歯周病の状態

いが、ブラッシング不足や糖分の過剰摂取により歯の表面に歯垢（プラーク）を形成する。この歯垢1 mg中に数億個の細菌が住みついているといわれ、う蝕や歯周病を引き起こす。

　特に歯周病の原因は歯周病菌であり、P.g菌（Porphyromonas gingivalis；ポルフィロモナス・ジンジバリス）やTd.菌（treponema denticola；トレポネーマ・デンティコラ）、T.f.菌（Tannerella forsythensis；タネレナ・フォーサイセンシス）をはじめとする10種類以上もの歯周病菌が発見されている。

　歯と歯肉の境目（歯肉溝・ポケット）の清掃が行き届かないでいると、底に多くの細菌が停滞し歯肉の辺縁が炎症を起こし赤くなったり、腫れたりする。さらに進行すると膿がでたり歯が動揺したりして、最後には抜歯しなくてはならない（**図14**）。

　また、歯周病の発生には口腔内の環境（歯石・歯並び・合わない修復物・口呼吸・歯ぎしり）や生活習慣（ストレス・運動不足・喫煙・食生活・睡眠不足）も間接的に原因となる。

### ② 歯周病と全身疾患とのかかわり

　最近では歯周病が全身に多くの影響を及ぼすことが昨今の研究で明らかになっている。歯周病は歯肉の炎症で、歯肉からの出血や発赤、腫脹がみられる。その際、炎症によって出される毒性物質（エンドトキシン）が歯肉の血管より体内に入り、さまざまな病気を引き起こしたり、悪化させる原因となる。炎症性物質は、血糖値を下げるインスリンの働きを悪くさせたり（糖尿病）、早産・低体重児出産・肥満・動脈硬化（脳梗塞・心筋梗塞）にも関与している。また、歯周病菌の中には、誤嚥により高齢者の死亡原因でもある誤嚥性肺炎の原因にもなっている。

　歯周病（歯周炎）も段階的に進むため、軽度、中等度、重度に分類される（**図15**）。

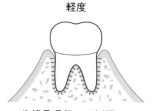
軽度
歯槽骨吸収 1/3以下
歯周ポケット 4mm以下

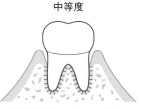
中等度
歯槽骨吸収 1/3〜1/2以下
歯周ポケット 4〜6mm未満

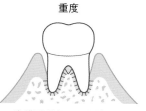
重度
歯槽骨吸収 1/2以上
歯周ポケット 6mm以上

図15　歯周炎の進行程度

　日本歯周病学会では①組織破壊の程度と、②歯周ポケットの深さによる分類をしている。

❶組織破壊の程度による分類
　軽　度：歯槽骨吸収あるいはアタッチメントロスが歯根長の１／３以下
　中等度：歯槽骨吸収あるいはアタッチメントロスが歯根長の１／３〜１／２以下
　重　度：歯槽骨吸収あるいはアタッチメントロスが歯根長の１／２以上
❷歯周ポケットの深さによる分類
　軽　度：ポケット深さが４ mm未満のもの
　中等度：ポケット深さが４〜６ mm未満のもの
　重　度：ポケット深さが６ mm以上のもの

3 歯周病の治療法
　歯周病の原因は歯垢（プラーク）であることがわかっている。この歯垢（プラーク）をコントロールすることが第一である。そのためには、
①正しい歯ブラシの方法で毎日行うこと。歯の表面を歯垢のない清潔な状態にしておくことが、何より大切である（セルフコントロール）。
●ブラッシング
ローリング法：毛のサイド部分を歯の根元に垂直に当て、歯間に向かって90°回転させ、回転の遠心力でプラークを取り除く（図16）。
スクラビング法：毛先は歯の面に：対して垂直に当て、小刻みに上下に動かしながら、歯一本ずつ横に移動させていく（図17）。
フォーンズ法：毛先は歯の面に対し垂直に当て、小さな円を描きながら、歯一本ずつ横に移動させていく（図18）。
バス法：毛先は歯の面に対して45度に、毛先が歯茎に接するように当て、小刻みに上下に動かしながら、歯一本ずつ横に移動させていく（図19）。
●デンタルフロス（糸ようじ）（図20）
　隣接面（コンタクトポイント）を清掃するのに適している

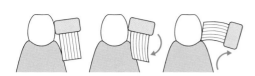

### ローリング法

歯ブラシの脇腹で歯ぐきが白くなるくらい圧迫して
から掻き出す。
歯ぐきから歯の先に向かって回転させる。
歯垢の除去と歯ぐきのマッサージ効果がある

図16　ローリング法

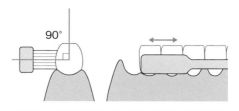

### スクラビング法

歯の面に歯ブラシの毛先を90°の角度で当て，
左右に小刻みにブラッシング。
奥歯の裏側や噛み合わせ面の歯垢の除去に適
している

図17　スクラビング法

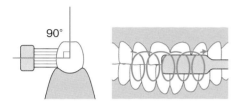

### フォーンズ法

歯を噛み合わせて，歯ブラシの毛先を歯の面に
90°の角度で当てる。円を描くように，上下の歯
を一緒に一本ずつぐるぐるブラッシング。幼児や
高齢者に適している

図18　フォーンズ法

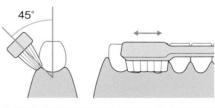

### バス法

歯と歯ぐきの境目に45°の角度に歯ブラシの毛先を
当て，左右に小刻みにブラッシング。
歯垢の除去と歯ぐきのマッサージ効果がある

図19　バス法

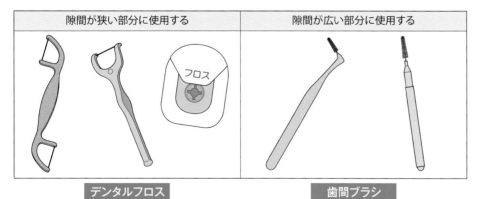

図20　デンタルフロス、歯間ブラシ

●歯間ブラシ（図20）

歯間乳頭部を清掃するのに適している

②歯肉の中まで入っている歯石を完全に取り除き、さらに根の表面を滑らかにして、炎症を引き起こす細菌を除去する（プロフェショナルコントロール；PMTC）。

●スケーリング

歯肉縁上や歯肉縁下に付着した歯石を除去する。

③痛んだ歯肉や骨を治療して健康に近い状態にする。（プロフェショナルコントロール）

●歯周外科治療

歯肉切除術：歯周炎が軽度な際に炎症を起こした付着歯肉を切除し、歯根面に付着した歯石を除去し、歯根面を平滑化する方法である。術後は創面を歯周包帯（パック）で保護する。歯周包帯は1週間後に除去する。

歯肉剥離掻爬術：歯周炎が中等度以上ならびに歯槽骨の形態を整える際に、炎症を起こした付着歯肉から歯槽骨辺縁に向け切除し、歯根面に付着した軟組織と歯石を除去し、歯根面を平滑化する方法でありフラップ手術ともいう。術後は歯肉を縫合し、歯周包帯で保護する。1週間後に歯周包帯を除去し抜糸する。

### 4 ふだんの歯ブラシが大切

　口腔の2大疾患の原因は口腔常在菌であるが、これらの菌は単独では毒性が低く、悪影響を及ぼさない菌である。しかし、宿主である私たちがいくら注意しても歯垢（プラーク）は歯や口腔粘膜に付着し、放置すれば歯垢（プラーク）は唾液と結びつき歯石をつくり、バイオフィルムをもつくる。いったんできあがったバイオフィルムは歯ブラシでは取り除くことはできない。また、取り除いたとしても、プラークコントロールができなれば、歯石は2週間ほどでまたつくられる。

　毎食後の歯みがきや定期的な歯科検診が必要な理由はここにあります。口腔ケアは人まかせにせず、まずはふだんの歯ブラシから行うことが口腔ケアの第一歩である。

# プラークとバイオフィルム

## 1 プラーク（歯垢）

　プラークとは、食べ物の残りかすが歯の表面に付着し、細菌が繁殖した塊である。白色または黄白色をしているので目では確認しにくいが、舌で触るとザラザラした感触がある。プラークはネバネバと粘着性が強いので、歯の表面にしっかりと付着し、強くうがいしても取り除くことができない。その付着の位置により、歯肉辺縁より歯冠側に存在する歯肉縁上プラークと、歯肉辺縁より根尖側に存在する歯肉縁下プラークに大別される。プラーク中には約400〜700種類もの細菌が存在しており、プラーク1mg中に数億もの細菌が存在しているといわれている。

　そのほか、細胞外高分子物質や脱落した上皮などの生体由来細胞である。

### 1 プラーク（歯垢）付着の原因

　プラークは口腔内の清掃が十分になされていない歯の表面に形成される。歯以外にも舌や手入れが不十分な義歯などにも形成される（図21）。

### 2 プラーク（歯垢）の形成

　歯の表面に唾液中の糖タンパク成分が膜のように付着する。これをペリクルという。ペリクルに細菌が付着し、定着・増殖することでプラークが形成され、さらに成長していく。食後約8時間程度でプラークは形成されるといわれ、時間が経過するほど、細菌が増えていきます。

　プラークが長時間付着し続けると、唾液中のカルシウムなどによって石灰化して石のような状態になる。これが歯石である。歯石は2週間程で形成され、ブラッシングでは取り除くことができない。

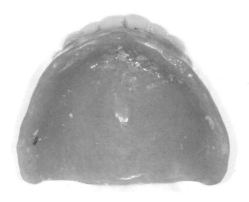

図21　入れ歯にプラークが付いている

### 3 プラーク（歯垢）の予防方法

　プラークはう蝕や歯周病などの原因になるため、毎日セルフケア（ブラッシング・糸ようじ・歯間ブラシ）を行い、定期的に歯科医院でプロフェショナルケア（ブラッシング指導・クリーニング）を受けることが大切である。

## 2　バイオフィルム

　バイオフィルムとは、微生物が固形物や生物の身体の表面などに付着して形成する集合体で、歯垢（プラーク）はその典型例である。

　川底の石の表面にはヌルヌルした粘着物がしばしば形成される。流しやお風呂場などの排水口にもみられるこのような粘着物は細菌が形成する生物膜（バイオフィルム）である。

　バイオフィルムは細菌および細菌が産生する菌体外粘性多糖体（グリコカリックス）やタンパク質で構成される細胞外高分子物質で覆われながら細菌が凝集塊を形成して、さまざまな物質の表面にフィルム状に付着したものである。水のあるところはたいていバイオフィルムがみられる。これらの物質は、バイオフィルムマトリクスや細胞外マトリクスと呼ばれ、多糖体・タンパク質・DNAなどから構成される。

　う蝕原性細菌が歯表面に形成するバイオフィルムや歯周病原性細菌が歯周ポケット内に形成するバイオフィルムは、複数の微生物とそれらの産生物でできており、相互に影響を及ぼし合い、栄養源を融通しあったり、薬剤に対して抵抗性を示すなど共同体として共存・共栄をはかっている。さらにその部分では、細菌がフィルムとして歯面に付着していることから、抗菌薬や抗体はこのバイオフィルムの中へ浸透しにくいため効果が発揮できない。薬剤の効果を発揮させるためにはこのバイオフィルムを破壊させる必要がある。

　バイオフィルム内の病原性細菌が関与する感染症をバイオフィルム感染症といい、う蝕も歯周病もバイオフィルム感染症の1つである。

**引用・参考文献**

1）津崎孝道他：口腔解剖学．最新歯科学全書、第2巻、永末書店、1949．
2）渋谷絹子他：系統看護学講座；成人看護学15．専門II歯・口腔、医学書院、pp.16〜25、2020．
3）日本唾液腺学会編、吉原俊雄監：徹底レクチャー唾液・唾液腺．金原出版、pp.18〜26、2016．
4）白川哲夫編：小児歯科学．第5版、医歯薬出版、2017．
5）中澤真弥：口腔ケアのキホン．秀和システム、pp.10〜25、2019．
6）菊谷武監：基礎から学ぶ口腔ケア．第2版、学研メディカル秀潤社、pp.16〜27、2015．
7）佐藤達夫訳：人体解剖カラーアトラス．南江堂、1985．
8）山下敏夫編：新図解耳鼻咽喉科・頭頸部外科講座．第4巻口腔・咽頭・喉頭・気管・食道、メジカルビュー社、2000．
9）村上伸也他：臨床歯周病学．第3版、p.33、医歯薬出版、2020．

# 第3章

# 患者状態別
# 口腔ケアのポイント

# ① 義歯装着患者の口腔ケア

## 義歯とは

　義歯とは、いわゆる「入れ歯」のことで、歯を失ったところに装着する人工の歯である。義歯は天然の歯の代わりとなるだけでなく、ほかにも以下のようなはたらきがある。

・残った歯の移動を防ぐ
・歯がなくなりへこんだ顔の容貌を回復させる
・発音の回復、改善
・顎関節症の予防

## 義歯と顎堤

　義歯を外すと、その下には顎堤と呼ばれる口腔粘膜がある。顎堤とは義歯の土台となる山の部分で、もともとは歯があった場所である（図1、図2）。

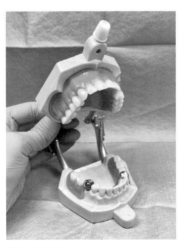

図1　義歯

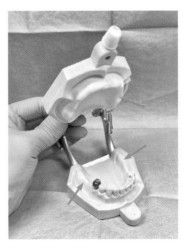

図2　顎堤（矢印）

## 義歯の種類

### 1 総義歯（全部床義歯）

上顎あるいは下顎の歯がすべてない人のための義歯。いわゆる総入れ歯（**図3**）。

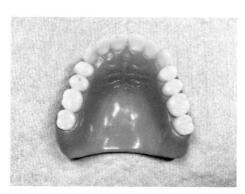

図3　全部床義歯（上顎）

### 2 部分床義歯

歯の一部を失った人のための義歯。いわゆる部分入れ歯。人工の歯の部分と、クラスプとよばれる金属製のバネの部分からなり、失った歯数と場所によってさまざまな形がある（**図4**）。

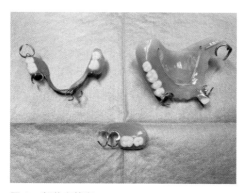

図4　部分床義歯

# 義歯の取り外し方法

　義歯の取り外しは、慣れるまでにコツが必要である。口の筋肉が緊張しているとうまくいかないので、患者さんにはできるだけ口の力を抜いてもらうようにする。無理に取り外しをしようとすると口の中を傷つけるおそれがあるので、うまくいかない場合は可能であれば患者さん本人に取り外しをしてもらってもよい。一般的には、義歯を装着するよりも外すほうが簡単である。

## 1 総義歯の外し方

　総義歯は、特殊な義歯※1を除き、吸着力と口の筋力によって口腔内に装着されている。吸着力とは、吸盤が壁につく力とおなじものであり、空気をいれるように奥歯の部分を浮かすと、うまく口腔内から外すことができる。
- 上顎の総義歯の外し方：前歯の部分をつかみ、義歯のうしろの部分を下げるように傾けると空気が入り、取り外すことができる（図5、6）。
- 下顎の総義歯の外し方：人差し指と親指で前歯の部分をつかみ、義歯の後ろの部分を上げるように傾けると取り外すことができる（図7）。

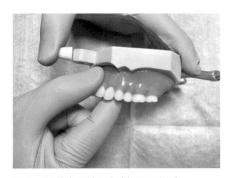

図5　総義歯の外し方（上顎その1）

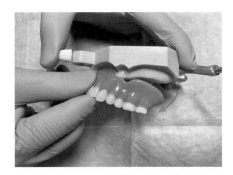

図6　総義歯の外し方（上顎その2）

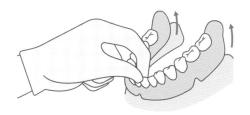

図7　総義歯の外し方（下顎）

---

※1：全部床義歯には、インプラントや磁石の力によって口腔内に装着されているタイプのものがある（保険外治療）。

## 2 部分床義歯の外し方

　部分床義歯は、特殊な義歯※2を除き、クラスプと呼ばれる金属製のバネが歯に掛かっていることによって、口腔内から外れないしくみとなっている。したがって、まずはクラスプを歯から外さなくては義歯を外せない。クラスプに爪を掛け、歯から外れたら、ゆっくりと義歯を口腔外へと取り出してくる。部分床義歯は、決められた方向にしか外れないように設計されているので、無理なく外れる方向を探りながら外していく。この際、クラスプで口唇や口腔粘膜を傷つけないように注意する（**図8～10**）。

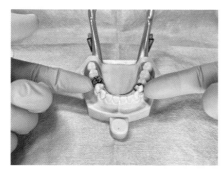

図8　クラスプに人差し指の爪をかける

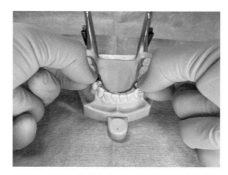

図9　親指と歯を支点にしてクラスプを歯から外す

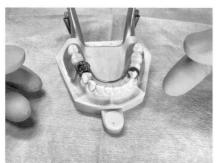

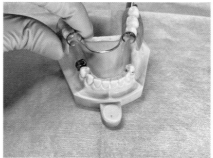

図10　義歯が歯から外れたらゆっくりと口腔外へと取り出してくる

※2：部分床義歯には、インプラントや磁力の力によって口腔内に装着されているタイプや、クラスプの金属部分が目立たないプラスチック製になっているタイプのものがある（保険外治療）。

第3章

状況別口腔ケアの実際

## 総義歯のつけ方

### 1 上顎の総義歯のつけ方

　利き手で義歯の前歯部分を持ち、もう一方の手の人差し指で口唇を広げて義歯を口腔内に入れていく。奥歯から前歯に向かって倒すようにつけていく。最後に、義歯の中央部分を押し込んで粘膜部分に吸着させる（**図11**）。

### 2 下顎の総義歯のつけ方

　利き手で義歯の前歯部分を持ち、もう一方の手の人差し指で口唇を広げて義歯を口腔内に入れていく。舌を持ち上げさせた状態で義歯を顎堤部におく。最後に、両方の人差し指を奥歯におき、ゆっくり押し込み装着する（**図12**）。下顎の総義歯は、吸着しにくいので上顎よりも適合が悪いケースが多い。無理に装着しようとしなくても、そっと顎堤に置くだけでも問題ない。

### 3 部分床義歯のつけ方

　部分床義歯のつけ方は、総義歯よりも難しい場合が多く、どのクラスプがどの歯に掛かるかを正確に把握しておく必要がる。少しでもズレがあると、疼痛や違和感が生じるので、無理のない力で確実に押し込み装着する。最後の一押しを咬ませて押し込むのは変形や破損の原因となるので厳禁である。

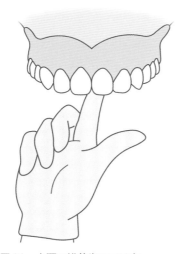

図11　上顎の総義歯のつけ方

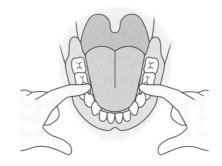

図12　下顎の総義歯のつけ方

## 義歯装着患者の口腔ケア

　義歯装着患者は、口腔内の清掃と義歯の清掃の2つのケアが必要となる。口腔内の清掃は必ず義歯を外した状態で行わなくてはならない。義歯を口腔内に装着したまま清掃を行っても、義歯と口腔粘膜の隙間の汚れは除去できておらず不十分となる。

### 1 口腔内の清掃

　残っている歯のブラッシングだけでなく、顎堤、舌、歯肉、口腔粘膜の清掃も忘れずに行う。特に顎堤は食物残差が残り不潔になりやすい場所である。湿らせたスポンジブラシやガーゼなどを使用して、口腔粘膜の剥離上皮や食物残渣のふき取りを行う。この際、ケア用具の先端で口腔内粘膜を損傷させないように、必ず奥から手前の方向に動かすようにする。可能であれば、最後にブクブクうがいをさせて口腔内の洗浄をさせる。

### 2 義歯の清掃法

　義歯には、多くの菌や微生物が付着しており、このような汚れをそのままにして使用することは誤嚥性肺炎の誘発にもつながるため、正しい手入れが必要となる。義歯の清掃には、義歯専用ブラシを使用した機械的な清掃と、義歯洗浄剤を使用した化学的な清掃とがある。

#### 1 機械的清掃法

　義歯専用ブラシ（**図13**）を使用して流水下にて行う物理的な清掃法のことである。義歯表面の汚れはバイオフィルムと呼ばれる菌の膜で覆われており、このバイオフィルムはブラシによる機械的清掃法でしか完全に除去できない。義歯専用ブラシは、広い面の柔らかいブラシでプラスチック部分を磨き（**図14**）、もう一方の硬いブラシで金属部分を磨く（**図15**）ようになっている。通常の歯ブラシでは、義歯には硬すぎて細かい傷をつくり、菌や汚れが付着しやすい原因をつくってしまうので、必ず義歯専用のブラシを使用するようにする。

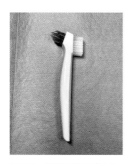

図13　義歯専用ブラシ

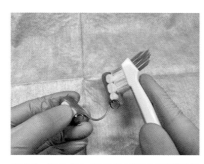

図14　柔らかいほうのブラシでプラスチック部分を磨く

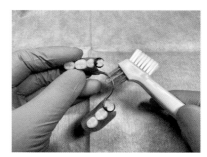

図15　硬いほうのブラシで金属部分を磨く

第3章

状況別口腔ケアの実際

**義歯洗浄剤**

　義歯洗浄剤（**図16**）には多くの製品が市販されている。義歯専用ブラシでは除去できなかった狭い部分の汚れを化学的に清掃することを目的として使用する。ただし、義歯洗浄剤のみでは義歯の清掃は十分に行えないので、あくまで補助的に使用する。ブラシによる機械的清掃と併用することで高い清掃効果が得られる。使用頻度や時間などの細かい使用方法については、販売メーカーの指示に正しく従うようにする。

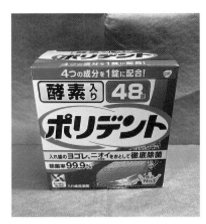

図16　義歯洗浄剤

## 義歯の管理・保管方法

　患者の就寝時は、義歯は外しておくようにする。夜間に口腔内に装着したままにしておくと、菌の繁殖や誤飲・誤嚥の原因となる。また、義歯の乾燥は、ひび割れや変色の原因となるので、外した義歯は洗浄後、水の入った専用の容器につけて保管する（**図17**）。熱湯消毒やアルコール消毒は義歯の変形・変色の原因となるので厳禁である。義歯だけでなく義歯保管用の容器も毎日きれいに洗うようにする。

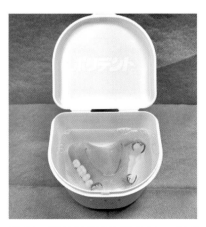

図17　義歯は専用の容器で水につけて
保管する

# その他、義歯装着患者の注意点

義歯装着患者には、他に以下のようなトラブルが起きるので注意が必要である。

## 1 義歯の紛失

義歯を使用する患者が多い施設では、しばしば義歯を紛失する事故が起きている。原因としては、「義歯を外した場所を忘れる」「うっかりゴミと間違い捨ててしまう」「他人のものを間違って使用してしまう」などがあげられる。施設ごとの管理のルールを決め紛失予防策に努めていく。義歯に名前を書いて管理する方法も有効な予防策の1つである。

## 2 歯の動揺

歯の動揺とは、歯がグラグラ揺れていることである。部分床義歯のクラスプが掛かる歯は、他の歯よりも負担が大きく、動揺していることが多いので取り外しの際は注意が必要である。あまりに動揺が大きい場合は、歯科医師による専門的な処置や調整が必要となる場合があるので担当医へ相談する。

## 3 褥瘡性潰瘍

不適合な義歯によって口腔粘膜に潰瘍が生じている場合がある。歯科医師による義歯の調整が必要になる。

### ❶ 義歯の仲間の注意点

義歯以外にも、歯の代わりの役割をもつものにブリッジやインプラントがある。義歯とは違い、ブリッジやインプラントは取り外すことができない。

①ブリッジ（2章参照）

ブリッジとは、歯がなくなった部分の両隣の歯を支持にしてダミーの歯を作る治療のことである。接着剤でしっかり装着されており、取り外しができない。ダミーの歯をポンティック、ダミーの歯を支える両隣の歯を支台歯という。基本的には他の天然の歯と同様のケアで清掃することが可能であるが、ポンティックの部分だけは汚れがたまりやすく、歯間ブラシやワンタフトブラシで念入りに清掃する必要がある。

②インプラント（2章参照）

インプラントとは、チタンなどの生体になじみやすい材料で作った人工物を直接顎の骨に埋め込む治療のことである。本来は、インプラント治療に熟知した歯科医師による定期的なメインテナンスが望ましいが、口腔ケアを要するような患者にはそれが難しいのが現状である。基本的には他の天然の歯と同様に十分な口腔内清掃と徹底的なプラークコントロールにて対応する。インプラントは免疫機能が働く天然の歯よりも歯や微生物に弱く歯周病（インプラント周囲炎）に罹患しやすいということを理解しておく。

# 2 意識障害のある患者の口腔ケア

## 意識障害とは

　意識障害とは、何らかの原因で脳機能が障害され、物事を正しく理解することや、周囲の刺激に対して適切な反応ができなくなっている状態をさす。意識障害の程度はさまざまであり、客観的に評価することが可能である。わが国では主に以下の2つの指標が多用されている。

### 1 ジャパン・コーマ・スケール (JCS：Japan Coma Scale) [1]

　意識レベルを、覚醒の具合によって大きく3つに分け、それぞれに対してさらに細かく3段階に分けた指標（**表1**）。

### 2 グラスゴー・コーマ・スケール (GCS：Glasgow Coma Scale) [1]

　開眼、発語、運動にそれぞれに点数をつけ、合計点で緊急度・重症度を評価する。JCSは日本での指標だが、GCSは世界的に広く使用されている（**表2**）。

表1　Japan Coma Scale (JCS)

| |
|---|
| Ⅲ．刺激をしても覚醒しない状態（3桁の点数で表現）<br>（deep coma、coma、semicoma）<br>　300．痛み刺激に全く反応しない<br>　200．痛み刺激で少し手足を動かしたり顔をしかめる<br>　100．痛み刺激に対し、払いのけるような動作をする |
| Ⅱ．刺激すると覚醒する状態（2桁の点数で表現）<br>（stupor、lethargy、hypersomnia、somnolence 、drowsiness）<br>　30．痛み刺激を加えつつ呼びかけを繰り返すと辛うじて開眼する<br>　20．大きな声または体を揺さぶることにより開眼する<br>　10．普通の呼びかけで容易に開眼する |
| Ⅰ．刺激しないでも覚醒している状態（1桁の点数で表現）<br>（delirium、confusion、senselessness）<br>　3．自分の名前、生年月日が言えない<br>　2．見当識障害がある<br>　1．意識清明とは言えない |

注　R：Restlessness（不穏）、I：In continence（失禁）、A：Apallic state または Akinetic mulism
たとえば　30Rまたは　30　不穏とか、20Iまたは　20　失禁として表す。
（太田富雄、和賀志郎、半田肇、他、急性期意識障害の新しいgradingとその表現法．（いわゆる3‐3‐9度方式）
第3回脳卒中の外科研究会講演集1975；pp61-69）

表2　Glasgow Coma Scale (GCS)

| 1．開眼 (eye opening、E) | E |
|---|---|
| 自発的に開眼 | 4 |
| 呼びかけにより開眼 | 3 |
| 痛み刺激により開眼 | 2 |
| なし | 1 |
| 2．最良言語反応 (best verbal response、V) | V |
| 見当識あり | 5 |
| 混乱した会話 | 4 |
| 不適当な発語 | 3 |
| 理解不明の音声 | 2 |
| なし | 1 |
| 3．最良運動反応 (best motor response、M) | M |
| 命令に応じて可 | 6 |
| 疼痛部へ | 5 |
| 逃避反応として | 4 |
| 異常な屈曲運動 | 3 |
| 伸展反応 (除脳姿勢) | 2 |
| なし | 1 |

正常ではE、V、Mの合計が15点、深昏睡では3点となる。

(Teasdale G. Jennett B. Asessment of coma and impaired consciousness. A practical scale. Lancet 1974：2：81-84)

## 意識障害の原因

意識障害に至る原因は多岐にわたり、以下のようなものがあげられる。

・脳血管障害

・脳腫瘍

・頭部外傷

・髄膜炎、脳炎

・心筋梗塞

・薬物中毒

・低酸素血症

・ナルコレプシー

## 意識障害のある患者の口腔内の特徴

意識障害のある患者は、脳機能の低下から健康な人よりも多くの生体機能が低下しており、口腔内にも以下のようなさまざまな問題が現れる。

### 1 経口摂取困難

意識障害のある患者は、経口摂取が困難で、点滴や経鼻経管栄養チューブから栄養を受けている場合が多い。しかし、口から食物を摂取していないからといって口腔ケアをしな

くてよいというわけではなく、むしろ食物摂取による刺激や咀嚼運動がないことから唾液分泌量が低下し、本来の自浄作用が働かず劣悪な環境となっている。経口摂取していない患者にも口腔ケアは必要である。

### 2 口腔乾燥

　意識障害のある患者は、前述したように経口摂取できないことから唾液分泌量が減少し、口腔内が乾燥していることが多い。また、気管挿管や顔まわりの筋の弛緩により長期間の開口状態となっている場合も多く、そのことが口腔乾燥状態をますます悪化させている。

### 3 開口障害

　意識障害の原因によっては、顔面周囲の筋が緊張し開口しにくい場合もある。

### 4 生理的反射機能の低下

　意識障害のある患者は、反射機能や運動機能も低下している。肺機能そのものが低下していることに加え、嘔吐反射・嚥下反射・咳嗽反射も低下しており、健康な人より誤嚥・誤飲・窒息しやすい。

### 5 呼吸障害

　意識障害のある患者は、呼吸障害を伴うことが多い。そのため、呼吸状態によっては気管内挿管されていたり、酸素マスクや鼻カニューレによって酸素投与されている場合がある。

## 意識障害のある患者の口腔ケア

　意識障害のある患者は、口腔内の問題だけでなく、コミュニケーション能力も低下しており、身体の異常や不調を術者に訴えることができない場合が多い。そのため、身体の状態が数値化されたモニタリング下での口腔ケアが推奨される（図1）。

　意識障害のある患者は、あらかじめモニタリングされている場合も多く、その数値に異常がないかを常に観察しながら口腔ケアを行うとよい。モニタリングされていない場合でも、動脈血酸素飽和度を測定するパルスオキシメーター（図2）を装着するなどして誤嚥や呼吸機能の低下が起きないように配慮して行う。

　体位は、できるだけ誤嚥しにくい座位にて行うのが理想だが、症状や原因によって難しい場合はセミファウラー位やギャッジアップした側臥位で行う。いずれの場合も、顔を左右のどちらか横に向かせておくと、分泌物が下位に溜まるので吸引がしやすく、咽頭への垂れ込み予防にもなる。口腔ケアによる定期的な口腔粘膜への刺激は、唾液分泌を促し口

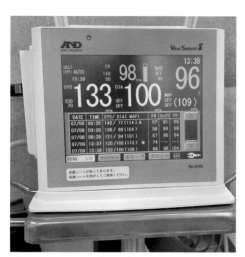

図1　モニタリングにて身体の状態を数値化

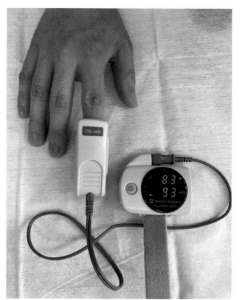

図2　パルスオキシメーターによる酸素飽和度計測

腔内環境を改善させるだけでなく、触覚、圧覚、痛覚に働きかけ意識状態の覚醒にも貢献するので、積極的に実践していくことが望ましい。

---

**引用・参考文献**

1）日本脳卒中学会：脳卒中治療ガイドライン2009．https：//www.jsts.gr.jp/guideline/341.pdf　よりR3年7月8日検索し、画像を引用．

# 3 口内炎のある患者の口腔ケア

　口内炎は、口腔粘膜疾患のなかではよくみられる病気の１つであり、口腔ケアの際に遭遇する機会も多い。口内炎に関する知識は口腔ケアを行ううえで大切である。

## 口内炎とは

　口内炎とは、口腔粘膜に生じる炎症のことで、潰瘍や水疱やびらんなどの口腔粘膜病変をさす。強い痛みをともなうことが多く、円滑な口腔ケアの妨げとなる。

## 口内炎の種類

### 1 アフタ性口内炎

　いわゆる普通の口内炎のことで、口内炎といえば大半がこのアフタ性口内炎である（図

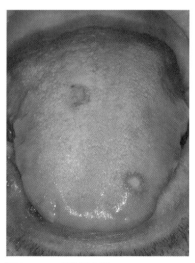

図1　アフタ性口内炎

１）。小さな赤い円で囲まれた灰白色の潰瘍が特徴的であり、大きさは直径１mmのものから数センチメートルに及ぶものまでさまざまである。また、単発に生じるものから複数箇所にわたって生じるものもあり、数や大きさについても一定ではない。

　代表的な原因として、栄養障害、ストレス、免疫力の低下、歯や食物による物理的刺激などがあげられるが、詳細は不明とされている。強い接触痛をともない、症状が強いと食事や会話などの日常生活に支障をきたす。通常、１〜２週間程度で自然に消退する。

## 2 義歯性口内炎

　義歯を使用している患者に生じる口内炎で、義歯の汚れやカンジダが原因で生じる。

## 3 褥瘡性潰瘍

　不適合な義歯や歯の鋭縁、気管チューブによる圧迫などの物理的刺激によって口腔粘膜に生じる潰瘍のことである。基本的には刺激となる原因を取り除くと自然と治癒する。義歯や歯の鋭縁が原因の場合は、歯科医師による義歯の調整や歯の研磨が必要となる（**図2**）。

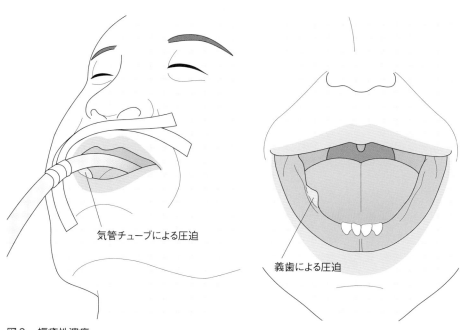

気管チューブによる圧迫

義歯による圧迫

図2　褥瘡性潰瘍

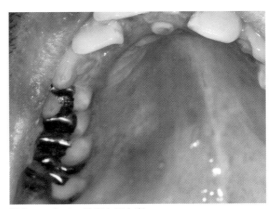

図3　ヘルペス性歯肉口内炎

## 4　ヘルペス性歯肉口内炎

　ウィルス感染の症状の1つとして口内炎を生じるものがあり、有名なものに単純ヘルペスウイルスがある（**図3**）。通常、ヘルペスウイルスは2人に1人がもっているといわれ、感染しても無症状で体内に潜伏している。

　しかし、高齢や抵抗力が低下したことをきっかけに発症する場合があり、発症すると発熱し、口腔内の広い範囲に水疱や口内炎を生じる。通常、口腔内の症状も含めて2週間で自然治癒するが、接触痛が強く、水や食物の摂取が困難となる場合も少なくない。症状がつよい場合は、医師や歯科医師への早めのコンサルテーションを考える。

## 5　がん治療患者の口内炎

　口内炎は、局所的な原因だけでなく全身状態の低下も発症に関与する。とくに抗がん剤投与や放射線治療を受けている患者は、免疫機構が正常に働かないため、治療の副作用の1つとして口腔粘膜の発赤や口内炎が生じやすい。この口腔内症状は人によって軽い症状で済んだり、強い症状がでたりと、個人の体質によるところが大きい。

## 口内炎のある患者の口腔ケア

## 1　口内炎の治療

　口内炎は円滑な口腔ケアの妨げとなるため、まずは口内炎の治療を考える。原因がはっきりしているものについては原因に対するアプローチを行う。特に、歯の鋭縁や気管チューブなどの物理的刺激が原因の場合は、刺激源の除去、または刺激源から保護すれば治癒していく。

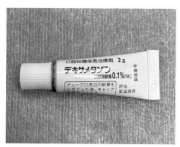

図4　デキサメタゾン口腔用軟膏

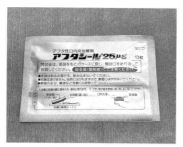

図5　アフタシール®

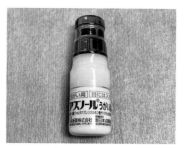

図6　アズノール®うがい液

歯科医師がいる病院であれば、マウスピースを作成してもらい歯の刺激から保護することなどは有効である。

　しかしながら、口内炎の大半は原因不明のものが多く対症療法が中心となる。副腎皮質ステロイド薬の軟膏（図4）や貼付剤（図5）、抗炎症効果のある含嗽剤（図6）、表面麻酔の含まれた含嗽剤などが主に用いられる。これらは、処方した担当医や歯科医師の指示のもと事例によって使い分ける。

　口内炎は通常2週間程度で治癒していく疾患であるが、長期間にわたり治癒しない場合は、口腔がんなど別の疾患の可能性も考え、担当医へ相談する。

## 2　口腔ケアで口内炎のできにくい環境へ

　もちろん口内炎治療と並行して口腔ケアは行っていく。口腔粘膜が乾燥していると、病変部の痛みは増すため、できるだけ潤いのある環境下で行う。なるべく病変部を避けながら口腔ケアを行い、患者がどうしても拒否する部位があるのであれば、無理をせず治癒を待ってから行う。痛みが強く歯ブラシを拒否する場合は、スポンジブラシの使用も検討する。

　また、うがいをこまめに行うことは、洗浄効果と同時に口腔内に潤いを与えるので、口内炎の治癒や予防にも有効である。このときの含嗽剤は、水かアルコール成分を含まない低刺激のものを選択する。

　日々の口腔ケアを適切に実施し、口腔内を清潔な状態に保つことは、将来的な口内炎の発生予防にもつながる。

# ④ 開口することが困難な 患者の口腔ケア

　口腔ケアにおいて、患者がなかなか口を開けてくれないということは、しばしば遭遇するケースの１つである。開口できない原因は器質的なものから心理的なものまでさまざまであり、原因によって対応が異なってくる。まずは開口できない原因をつきとめることが大切である。このような患者は、口腔内の清掃を満足にできないため口腔衛生状態はかなり劣悪となっている可能性が高い。

## 開口ができない主な原因

　患者が口を開けてくれない原因は、疾患により機能的に開口できない場合と、心理的に開口を拒絶している場合とに大きく分けられる。まずは、医師や歯科医師などの専門家に相談して開口できない原因となる疾患がないかを確認する。以下のような疾患があると機能的な問題が生じ、開口できないことがある。

・下顎骨骨折、関節突起骨折、頬骨弓骨折などの頭頸部領域の骨折
・智歯周囲炎や顎放線菌症などの顎口腔領域におきる感染症
・顎関節症、顎関節強直症などの顎関節疾患

　このような疾患がみられないのもかかわらず開口しない場合は、心理的拒否が原因である可能性が高い。認知症や意識障害などがあり、口腔ケアの必要性を理解してなかったり、口腔ケアに不快感や恐怖心を抱いたりすると、患者は意図的に口を開けてくれなくなる。

## 開口することが困難な患者の口腔ケア

　まずは原因を突き止めることが必要である。医師や歯科医師に相談し、開口障害を伴う疾患の有無を確認してもらい、疾患があるようならばその治療から開始する。疾患がないのであれば、開口させる工夫を行いながら口腔ケアを実施していく。

開口することが困難な患者の口腔ケアは、視野の確保や患者の体動の抑制などが大変な作業であり、なるべく複数人で行うのが望ましい。通常の口腔ケアグッズの他に以下のようなものがあると便利である。

### ❶アングルワイダー
　視野が広がり、口腔内全体が見えやすくなる。人手がないときに便利である（**図1**、**2**）。

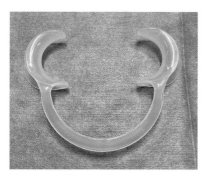

図1　アングルワイダー

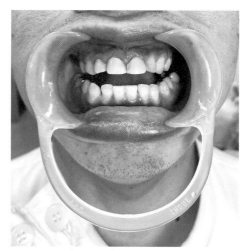

図2　アングルワイダー（装着時）

### ❷万能開口器
　開口状態を維持する器具。清掃する反対側の臼歯部に使用する（**図3**、**4**）。

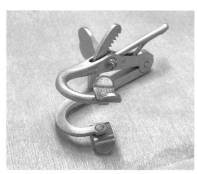

図3　万能開口器

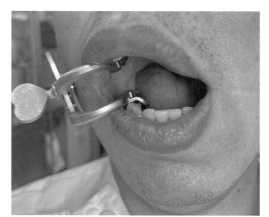

図4　万能開口器（装着時）

### ❸バイトブロック

　開口状態を維持する器具。清掃する反対側の臼歯部に使用する。ガーゼを筒状にしたものを咬ませておくのも有効である（**図5**）。

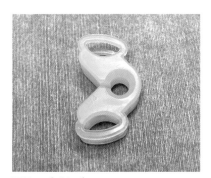

図5　バイトブロック

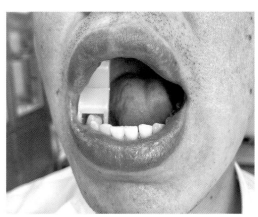

図6　バイトブロック（装着時）

### ❹ワンタフトブラシ

　開口量が少ない患者には以下ようなヘッド（毛の生えたの部分）が小さい歯ブラシを使用すると口腔ケアが行いやすい（**図7**）。

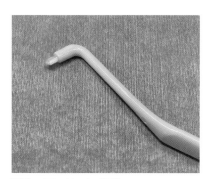

図7　ワンタフトブラシ

　心理的拒否がある場合は、無理に開口させずにできることから実施していくことが大切である。無理な開口は、患者の口腔内を傷つけたり術者が咬まれたりと事故につながる。もし歯ブラシや器具が咬まれた場合は、無理に引き抜こうとすると歯や口腔粘膜を損傷するおそれがあるので、患者の咬みしめが緩む瞬間を待つようにする。

　心理的拒否のある患者は、口腔ケアは痛くて不快なものという意識をもっており、そういったイメージを少しずつ変えていくとよい。まずは口唇の保湿や歯の表面（前歯部の頬側）のみのブラッシングなど<u>低刺激のケア</u>から行っていき、不快感や痛みのないケアを続け安心させていくことが重要である。十分に脱感作されリラックスしてきたら開口させる

のを試みる。基本的には自分から開口させるように促すが、ときにはKポイント刺激法も有効である。

## Kポイントについて

Kポイント（臼後三角のやや内側の部分）を、スポンジブラシや舌圧子などで刺激してみると開口反射が誘発され開口しやすくなる（**図8**）。

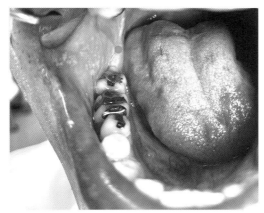

図8　Kポイント

# ⑤ 誤嚥性肺炎と口腔ケア

継続的な口腔ケアは、誤嚥性肺炎の予防にも良好な結果をもたらす。

## 肺炎とは

肺炎とは、細菌やウイルスが肺に感染し、肺胞が炎症を起こす病気のことである。風邪と似たような症状を呈するが、重症化すると呼吸困難等の症状が現れ、入院となり酸素投与などの処置が必要となる。また、2019年から世界的に大流行した新型コロナウィルスの感染症の症状の1つとしても有名である。2020年では、日本人の死因の第5位を占め（**図1**）、全肺炎のうちの30％は誤嚥性肺炎であるといわれている。

## 誤嚥性肺炎とは

誤嚥とは、食べ物や飲み物などが、何らかの原因で誤って気管に入ってしまう状態のこ

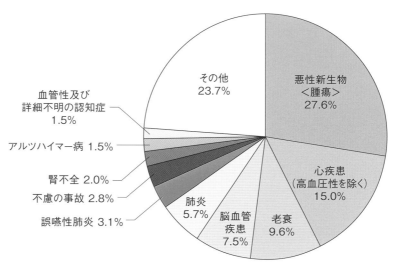

図1　厚生労働省調査による主な死因の構成割合（令和2年（2020））[1]

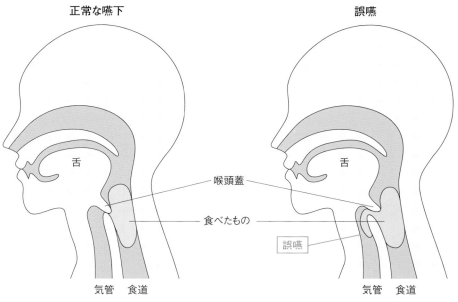

正常な嚥下 　　　　　　　　　　　　　　　誤嚥

舌 　　　　　　　　　　　　　　　　　　　舌

喉頭蓋

食べたもの

誤嚥

気管　食道 　　　　　　　　　　　　気管　食道

図2　誤嚥

とである（**図2**）。この誤嚥が原因で生じる肺炎のことを誤嚥性肺炎という。食べ物や唾液に含まれる細菌や微生物が、誤嚥により気管や肺に入り込み感染することで発症する。

　すべての誤嚥が誤嚥性肺炎につながるわけではなく、誤嚥をしても咳で吐き出す力や免疫力があれば、肺炎を発症しない場合がほとんどである。しかし、毎日ように誤嚥（不顕性誤嚥）を繰り返していると、いつか体調がわるい時に肺炎を発症する。高齢になると身体機能や免疫力が低下するため、高齢者に生じる肺炎のほとんどがこの誤嚥性肺炎である。

## 嚥下反射と咳嗽反射

　ヒトは、嚥下反射と咳嗽反射の2つの反射によって無意識に誤嚥を防ぐメカニズムが備わっている。この2つの反射は気道を防御する重要な反射機能である。

● 嚥下反射：食べ物や飲み物を飲み込むときに働く反射。
● 咳嗽反射：気管に入り込もうとする異物を外へ出そうとする反射。咳やむせのこと。

　病気や老化などにより、この2つの反射機能が低下すると、誤嚥性肺炎を引き起こしやすくなる。
　健常な人が唾液や食物を飲み込んだ場合、喉頭蓋と呼ばれる器官がふたをすることで飲み込んだものが気管の中に入らないようになっている。しかし、高齢となり身体機能や反射機能が低下すると、この喉頭蓋によるふたがうまく働かなくなり、食べたものや唾液の一部が気管に入り誤嚥を引き起こすのである。

## 顕性誤嚥と不顕性誤嚥

　誤嚥した場合、健常な人であればせきやむせといった誤嚥に抵抗する症状が現れる（顕性誤嚥）。これに対し、反射機能の低下で咳やむせといったはっきりとした症状が現れない誤嚥のことを不顕性誤嚥という。この不顕性誤嚥は、自覚症状や他覚症状に乏しく、気づかないうちに唾液や食物を誤嚥しており、肺炎発症の大きな原因となっている。

## 誤嚥性肺炎予防と口腔ケア

　誤嚥性肺炎の予防には、口腔ケアが非常に重要である。先ほども述べたように、すべての誤嚥が誤嚥性肺炎につながるわけではない。肺炎が発症するか否かは、誤嚥による侵襲と身体の抵抗力のバランスで決まるところが多い（**図3**）。誤嚥性肺炎予防のためにはこの侵襲を減らすことと抵抗力を高めることの2つのアプローチが必要となるが、口腔ケアはその両面をフォローすることできる。

　高齢者の肺炎の病巣を調べると、歯周病由来の細菌が最も多く見つかっており、口腔ケアによって、口腔内の細菌数を減らし清潔に保つことは、誤嚥による侵襲を少なくし、誤嚥性肺炎の予防に大いに期待できる。

　また、口腔ケアによる口腔粘膜への一定の機械的刺激は、嚥下反射と咳嗽反射の改善に効果があり、実際に改善が認められたという報告も多数ある。この2つの反射機能の回復は、直接的な誤嚥予防につながる。

　このように、継続的な口腔ケアは、感染源となる口腔内の雑菌の数を減らすだけでなく、誤嚥を防ぐ2つの反射の活性化にも有効なのである（**図4**）。

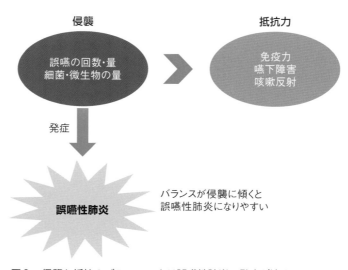

図3　侵襲と抵抗のバランスにより誤嚥性肺炎の発症が決まる

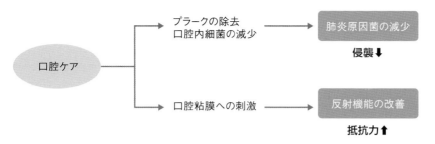

図4　口腔ケアと誤嚥性肺炎予防

## サブスタンスPとは

　サブスタンスPとは、嚥下反射と咳嗽反射を正常に働かせるための神経伝達物質である（**図5**）。通常は咽頭部や気管に蓄えられており、口腔内を刺激されると放出され、嚥下反射や咳嗽反射が起こる。サブスタンスPの量が少なくなると、この2つの反射機能は鈍くなり、不顕性誤嚥が生じやすくなる。

　このサブスタンスPは口腔内に継続的な刺激を与えることでも量の増加につながるといわれている。したがって、口腔ケアは、口腔内の雑菌を取り除くことを目指すだけでなく、口腔内のさまざまな場所を刺激することで、不顕性誤嚥の防御反射を高めることを目的に行うとより効果的である。このような意味でも、歯がない人に対しても口腔ケアを継続的に実施することは重要なのである。

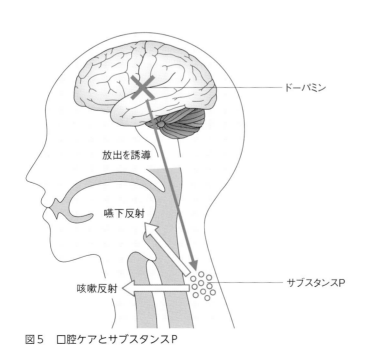

図5　口腔ケアとサブスタンスP

## そのほか誤嚥性肺炎予防のために

### 1 食事中・食後の姿勢

　食事中の姿勢は、極力、誤嚥の起こりにくい座った状態で行う。座位が難しい場合は、ベッドのリクライニングを患者さんの希望に合わせて45〜80°程度起こして食事を摂らせる。逆流による誤嚥を予防するために、食後はすぐ横にさせず、2時間は座って過ごさせるようにするのが望ましい。

### 2 就寝前の口腔ケア

　誤嚥性肺炎は、就寝時にも唾液を介して起きる。就寝前の口腔ケアを念入りに行い、口腔内細菌を減らしておくことは、誤嚥性肺炎予防の観点からも大切である。

参考文献

1）厚生労働省「令和2年人口動態統計月報年計（概数）」
　https：//www.mhlw.go.jp/toukei/saikin/hw/jinkou/geppo/nengai20/dl/gaikyouR2.pdf（令和4年1月30日検索）

# ⑥ 口腔内が乾燥している患者の口腔ケア

## 口腔乾燥とは

　健康な口腔内は湿潤しているものである。しかし、口腔ケアが必要となるような患者は、多くの要因が複合し、口腔内が乾燥しているケースが非常に多い。このように、さまざまな原因で口腔内が乾燥している状態を口腔乾燥という。

　口腔乾燥とは口腔内の状態をさすので、疾患名である口腔乾燥症（ドライマウス）とはまた少し意味合いが異なるので注意する。「口腔乾燥症（ドライマウス）」は病気の名前、「口腔乾燥」は口腔内が乾いた状態のことであり、ここでは口腔乾燥について述べる。

## 口腔乾燥の原因（図1）

　口腔内が乾燥するもっとも大きな原因は、口腔内の唾液の量が減少することである。健康な人であれば、1日平均あたり約1〜1.5リットルの唾液が口腔内に分泌され、口腔内は湿潤している。唾液分泌量が減少する原因として、以下のようなものがあげられる。

### ① 加齢変化
　加齢とともに、唾液分泌量は少なくなる。

### ② ストレス
　ストレスが大きいと、交感神経が優位になり、口の中がねばついた状態となり、相対的に口腔内の水分量が減少する。

### ③ 絶飲食
　経管栄養などで、口腔内から食べ物を摂取しない期間が長くなると、口腔内の本来の機能が退化し、唾液分泌量が減少していく。

### 4 薬剤の副作用

副作用として口腔乾燥症状が出現するものがある。<u>抗うつ薬</u>、<u>抗不安薬</u>、<u>降圧薬</u>、<u>利尿薬</u>などは特にその傾向が強い。

### 5 放射線治療の副作用

がん治療の1つである放射線治療の副作用に、唾液分泌量の減少があげられる。放射線治療が原因である口腔乾燥は、数年後かけて徐々に回復するといわれているが、完全に回復しないこともある。

### 6 糖尿病

糖尿病の症状の1つとして、脱水や唾液分泌量が減少し、口腔乾燥が出現する。

### 7 腎疾患

腎疾患があると、唾液分泌量が減少し、口腔乾燥になりやすい。

### 8 シェーグレン症候群

シェーグレン症候群とは、涙や唾液をつくる臓器に炎症が起き、ドライアイやドライマウスなどの症状が生じる自己免疫疾患のことである。原因不明で、治療法も少なく、難病指定されている。

### 8 その他

そのほかに、<u>口呼吸</u>や意識障害などにより<u>長期間の開口状態</u>が継続したりしても、口腔

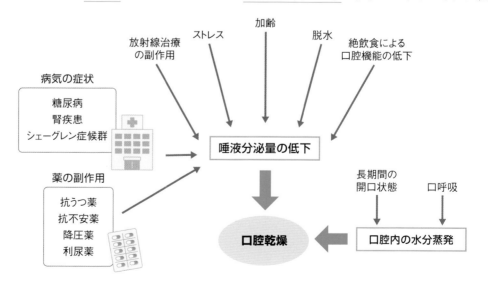

口腔ケアが必要となるような患者は、健康な人よりも、口腔乾燥が生じやすい環境下にある。

図1　口腔乾燥の原因

内の水分が蒸発し、口腔乾燥が生じる。このように、口腔ケアが必要とされる患者は多くの口腔乾燥が生じやすい環境下にいる。

## 口腔乾燥をもつ患者の口腔内の特徴

本来、健康な口腔粘膜は湿潤しており、唾液によって表面を保護されている。唾液は口腔粘膜表面を保護するだけでなく、流動することにより口腔内の汚れを洗い流す作用（自浄作用）や抗菌作用ももっている。唾液の量が減少し、乾燥した口腔内には、以下のような特徴があらわれる。

### 1 口臭

唾液の量が減ると、口腔内の自浄作用や抗菌作用が低下し、細菌が繁殖しやすい環境となる。そのため口腔内が潤っている人よりも口臭がきつい場合が多い。

### 2 う蝕、歯周病

唾液による自浄作用が働かないため、健康な人よりもう蝕や歯周病が多い。

### 3 舌や頬粘膜の萎縮

口腔粘膜は乾燥に弱いため、萎縮し、軽い炎症をきたしている場合が多い。

### 4 剥離上皮や痂皮、舌苔の増加

唾液そのものが減少し、自浄作用が働かないため、舌苔や剥離上皮（口腔粘膜の古い粘膜で、垢みたいなもの）や痂皮（口腔粘膜が傷つき出血してできたかさぶたのこと）が健康な人よりも乾いた状態で多く蓄積している場合が多い。適切な口腔ケアがされていないと、このいわゆる「乾燥汚れ」が口腔粘膜のいたるところに付着している。

### 5 汚れの除去困難

一度乾燥した口腔粘膜の汚れは除去が難しく、無理に清掃しようとすると口腔粘膜を傷つけるおそれがある。

### 6 舌痛症や味覚障害

口腔乾燥をもつ患者は口腔粘膜の痛みや、味覚障害を伴っている場合が多い。

### 7 義歯不適合

義歯は唾液が介在することで口腔内と良好に適合している。唾液量が少なくなると義歯の安定は悪くなる。

## 口腔乾燥のある患者の口腔ケア

　口腔乾燥のある患者の口腔ケアは、①保湿、②口腔粘膜の清掃、③歯の清掃の3つのポイントがある（**図2**）。

### 1 口腔乾燥の原因を探る

　先ほども述べたように、口腔乾燥の原因は多くの要因が複合して生じている場合が多い。担当医に相談し、まずは原因を探り、原因がはっきりしているものであればそれに対する治療を行う。しかし、口腔乾燥の多くのケースは、原因に対する治療が困難なことが多く、保湿による対症療法が基本となる。

### 2 常時の保湿

　口腔内は、本来常に湿っていなければならない場所である。口腔ケアを行う上で重要なのは保湿下にて行うことであり、そして口腔ケア中以外も常に保湿されていることが大切である。口腔内の湿潤状態が長く続くことは、口腔内環境の改善につながり、日頃の口腔ケアもより簡単に行えるようになる。こまめな水分補給や含嗽も有効だが、口腔ケアが必要な患者の場合は自力でそれらの行為を行うのが困難なケースが多い。

　そこで、口腔保湿剤（**図3**）を活用することは、非常に有効である。口腔保湿剤には、スプレー状のものやジェル状のものが市販されている。口腔ケアを行う以外の時間もスポンジブラシなどに塗布して、口腔粘膜にのばすように広げてこまめに保湿すると、口腔内の状態が大きく改善する。

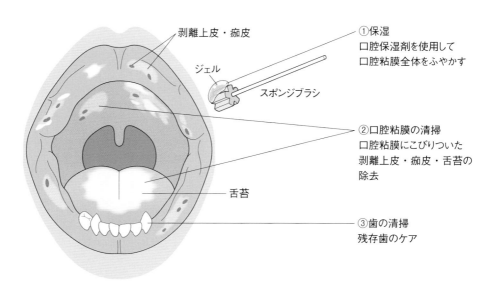

図2　口腔乾燥のある患者の口腔ケア

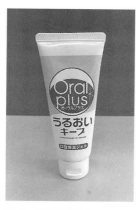 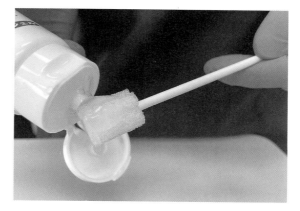

図5　口腔保湿剤

　また、口腔内に残っている古い保湿剤に新しい保湿剤を重ね塗りすると、不衛生であるばかりか、保湿剤が固まる原因にもなるため、常時の保湿のために使用した口腔内の保湿剤は、次回の口腔ケア時にしっかりと除去するように意識する。

### ③ 剥離上皮や痂皮、舌苔の除去

　舌や口腔粘膜にこびりついた舌苔や剥離上皮は、一度カピカピに乾燥してしまうと除去が困難となる。このような汚れを乾燥している状態で無理に除去しようとする行為は、口腔粘膜を傷つけ、出血させてしまうので行ってはいけない。

　口腔粘膜の乾燥した痂皮や剥離上皮を除去する際は、口腔保湿剤で柔らかくしてから除去してくのが基本である。スポンジブラシに口腔保湿剤を塗布し、舌や口蓋や歯肉全体へうすくのばし、しばらく時間をおいて、口腔粘膜全体をふやかした後にスポンジブラシやガーゼなどを使うと、汚れの除去が容易である（**図4**）。

　また、口腔乾燥の経過が長いと、乾燥汚れが何層にもなっているケースが多いので、一度の口腔ケアですべてを除去しようとせずに、複数回に分けて少しずつ除去していくほうが口腔粘膜には愛護的である。

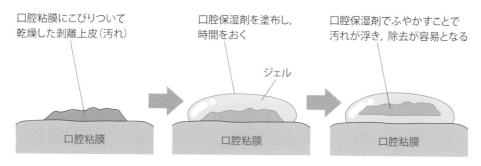

口腔粘膜にこびりついて
乾燥した剥離上皮（汚れ）

口腔保湿剤を塗布し,
時間をおく

口腔保湿剤でふやかすことで
汚れが浮き,除去が容易となる

ジェル

口腔粘膜　　　口腔粘膜　　　口腔粘膜

図4　口腔保湿剤を活用した乾燥汚れの除去

## 4 歯のケア

歯の汚れについては、スポンジブラシだけでは不十分なので歯ブラシによるブラッシングが必要となる。ただし、乾燥した歯肉は歯ブラシで簡単に傷がついてしまうので、歯のケアについてもしっかりと保湿された状態で行う。

## 5 古い保湿剤の除去と新しい保湿剤の塗布

最後に口腔内に残っている保湿剤を、ガーゼや含嗽などできれいに除去し、新しい保湿剤を口腔粘膜全体に薄く塗布して終了とする。

口腔乾燥のある患者に対して、こまめに口腔ケアを行うことは、定期的に口腔内が刺激され、唾液分泌が促進され、症状の改善に大きく寄与する。

---

**ワンポイント**

### 唾液腺マッサージ

口腔乾燥のある患者は、口腔ケアの刺激だけでなく、唾液腺を直接刺激して唾液の分泌を促進させる唾液腺マッサージも症状の改善に有効である。

（大）唾液腺には、耳下腺、顎下腺、舌下腺の3つがあり、それぞれの場所を力を入れずに指の腹で軽く圧迫するように行う。やりすぎると痛みが生じるので1日数回程度にとどめておく。介助者は、はじめは自分の顔で練習し、慣れてきたら要介護者に対して実践していくとよいだろう。

| 耳下腺 | 顎下腺 | 舌下腺 |
|---|---|---|

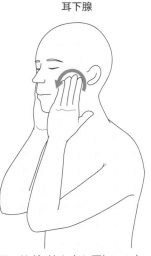 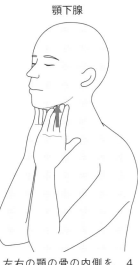 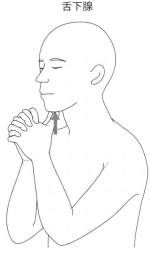

| 耳の前（気持ち少し下）に4本の指を当て、前へ向かって円を描くようにマッサージする。 | 左右の顎の骨の内側を、4本の指で優しく押すようにマッサージする。 | 顎の先端の内側の柔らかい部分を親指で押すようにマッサージする。 |
|---|---|---|

### スポンジブラシの使い方

　スポンジブラシとは、ブラシの部分がスポンジになっている棒状のブラシで、歯以外の部分の口腔ケアに用いる清掃器具である。量販店やドラッグストアなどで市販されており、要介護者の口腔ケアでは比較的よく使用されている。基本的には舌や口蓋、歯肉などの口腔粘膜の清掃に用いるが、口腔保湿剤の塗布や口腔内のマッサージやKポイントの刺激など、幅広い用途で使用できる。

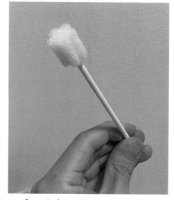

スポンジブラシ

　通常、口腔ケアにおいては、歯ブラシが清掃器具の主役であり、スポンジブラシは補助的に使用するものであるが、口腔内が乾燥して自浄作用の働かない患者や、歯がほとんどない患者に対してはメインの清掃器具の1つとなる。

　スポンジの形状は、汚れを効率よく絡めとりやすいように星形や凹凸等の工夫がされている。

### 使用方法

①水またはマウスウォッシュのはいったコップとスポンジブラシを用意する（口腔乾燥のある患者の場合、アルコール入りのマウスウォッシュを使用すると口腔乾燥症状を助長させるので注意する）。

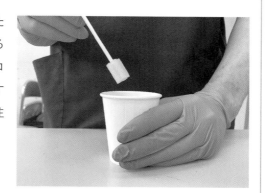

②スポンジブラシを水に浸し、湿らせる。

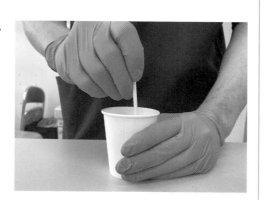

③口腔内に水が垂れないよう程度にスポ
　ンジを絞る

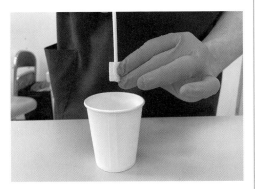

④スポンジブラシを用いて口腔粘膜の清掃をする。スポンジブラシは<u>奥から手前</u>へ、
　そして口腔粘膜の表面をコロコロと<u>回転させながら</u>スポンジの凸凹に汚れをからめ
　とるように使用するのが原則である。

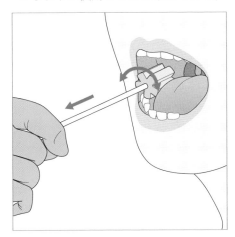 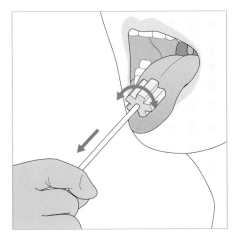

⑤汚れたスポンジをコップでよく洗い、②→③→④を繰り返す。
　汚れがひどい場合は、水の入ったコップを2つ用意して、スポンジを洗う用のコッ
　プと、スポンジを湿らせる用のコップと分けてもよい。

# ⑦ 糖尿病患者の口腔ケア

## はじめに

　糖尿病とは、血糖値を正常の値まで下げるホルモンであるインスリンの働きが低下し、慢性的な高血糖状態となり、それによりさまざまな代謝異常を引き起こす疾患のことである。糖尿病患者の口腔内を清潔にしておくことは、全身状態の改善にも大きく寄与するので大変重要である。

## 糖尿病の分類

　糖尿病には、1型糖尿病と2型糖尿病がある（**図1**）。

### 1　1型糖尿病

　インスリンをつくる膵臓の細胞が壊れることで起こる。肥満や生活習慣とは関係なく発症し、小児〜思春期に多い。糖尿病全体の5％がこの1型糖尿病である。

### 2　2型糖尿病

　インスリンの分泌が減少したり、働きが悪くなったりすることで発症する。生活習慣や肥満と密接な関係があり、中年以降に多い。糖尿病全体の95％を占める。

## 糖尿病の症状

　糖尿病の典型的な症状は、口渇、多飲、多尿、体重減少などが挙げられる。糖尿病患者は健康な人よりも高血糖状態が長期間持続するため、血液のもつ免疫機能が正常に働かなくなり、血管の壁も脆くなる。そのため、健康な人よりも感染症にかかりやすく（易感染性）、傷の治りも遅い（創傷治癒遅延）。

| | 1型糖尿病<br>インスリンが膵臓でほとんどつくられなくなり発症する | 2型糖尿病<br>インスリンの量が少なくなる or インスリンが効きにくくなり発症する |
|---|---|---|
| 発症年齢 | 小児〜思春期 | 中年以降 |
| 体型 | やせ型が多い | 肥満型が多い |
| 原因 | 膵臓のβ細胞が破壊されたため発症 | 遺伝的要因に肥満、過食、運動不足等の要因が加わり発症発症 |
| 治療 | インスリン注射 | 食事療法　運動療法　薬物療法、インスリン注射 |

図1

## 糖尿病の合併症

　糖尿病は、多くの合併症を引き起こす（**図2**）。自覚症状がはっきりとしないことが多いため、放置しておくと合併症がどんどん進行する。糖尿病の有名な合併症には、網膜症、腎症、神経障害、足病変、動脈硬化性疾患、そして歯周病がある。

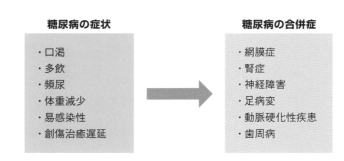

**糖尿病の症状**

・口渇
・多飲
・頻尿
・体重減少
・易感染性
・創傷治癒遅延

**糖尿病の合併症**

・網膜症
・腎症
・神経障害
・足病変
・動脈硬化性疾患
・歯周病

糖尿病は、治療せずに放置しておくと、血管がボロボロになり、それに伴い多くの合併症を引き起こす恐ろしい病気である。

図2　糖尿病の症状と合併症

## 糖尿病患者の口腔内

　糖尿病患者の口腔内には以下のような特徴がある。

## ① 口腔乾燥

多尿により唾液分泌量が減少しており、口腔内が乾燥している場合が多い。血糖コントロールが良好な場合は、口腔乾燥症状は生じにくくなる。

## ② う蝕

唾液分泌量が低下しているため、口腔内の自浄作用が低下しており、健康な人よりう蝕が多いといわれている。

## ③ 歯周病

歯周病は糖尿病の6番目の合併症と考えられ、糖尿病の口腔症状の1つとしてみられる。歯周病とは、口腔内の細菌感染により、歯周組織（歯を支える組織）が慢性的に破壊されていく病気のことで、進行が進むと歯肉の腫れや歯がグラグラするなどの症状が出現する。

先述のように、糖尿病と歯周病は深いかかわりがある。糖尿病に罹患すると歯周病になりやすく、歯周病が進行すると糖尿病の症状を悪化しやすいことが研究により明らかになった（**図3**）。そして、2型糖尿病の大きなリスク因子の1つに肥満があるが、この肥満は歯周病のリスク因子であることも近年の研究により明らかになった。

ほかにも歯周病は、糖尿病だけでなく多くの全身疾患とのかかわりが明らかになってきている（**図4**）。

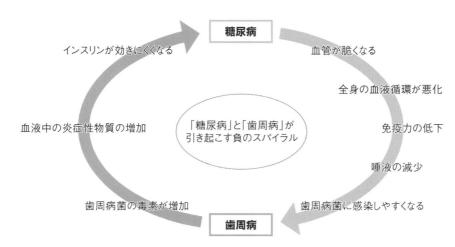

・糖尿病になると、免疫力が低下し、唾液の分泌量も減少するため、歯周病菌に感染しやすい口腔内環境となる。
・歯周病になると、血液中の炎症性物質が増加し、それがインスリンの働きを妨げ、糖尿病の治療が困難となる。

図3　歯周病と糖尿病

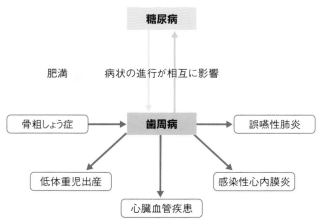

図4　歯周病と全身疾患の関連

## 糖尿病患者の口腔ケア

　糖尿病の治療が、口腔内の環境改善に大きく影響するのでまずは内科的アプローチをしたうえで口腔内のケア計画を立てる。血糖コントロールが不良なうちは歯周病もなかなか改善しない。また、歯周病の改善が糖尿病の改善に影響するので、内科的治療と同時に歯科医師による定期的な口腔内の評価も大切となる。

### ワンポイント

**歯周病危険度チェックリスト**

　歯周病は、初期〜中等度くらいまでは、痛みや不快症状等の自覚症状に乏しく、発見が遅れがちになります。口腔ケアの際に、患者さんの口腔内に以下のような症状がないか確認してみましょう。以下の項目がいくつもあてはまるようなら歯周病が進行している可能性があります。一度担当医に相談してみましょう。

- ☐　歯肉が赤く腫れている。
- ☐　口臭がきつい。
- ☐　歯肉が痩せてきている。
- ☐　歯と歯の間にものがつまりやすい。
- ☐　歯ブラシで大量の血が出る。
- ☐　歯と歯の間の歯肉がブヨブヨしている。
- ☐　指や歯ブラシで触るとグラつく歯がある。または少し浮いている。
- ☐　歯肉から膿のようなものが出ている。

# 糖尿病と歯周病は危険な関係？

## 歯周病と全身疾患のかかわり

　歯周病との関連が指摘されている全身疾患は100以上あるといわれていますが、代表的なものとして、心内膜炎、虚血性心疾患、糖尿病、低体重児や早産などがあげられます（**図1**）。

　ここでの重要なキーワードは、「炎症」です。歯周病による炎症は、適切な歯周治療が行われるまで刺激は続き、慢性的な炎症となってしまいます。歯周病の引き起こす炎症があることで、炎症を全身に拡大させる物質が血流に乗って運ばれていくのです。

　"歯周病は、人類史上最も感染者の多い感染症である"と2001年ギネス世界記録に認定されてから約20年経ちましたが、いまだその脅威は続いています。炎症と縁のない生活をおくることが、健康と健口への近道といえるでしょう。

　歯周病を進行させるものには、以下のようなさまざまな因子、要因があり、日常生活や生活内容によっても大きく変化しやすくなります。

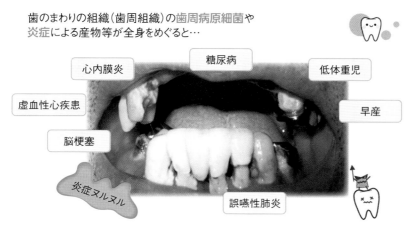

歯のまわりの組織（歯周組織）の歯周病原細菌や
炎症による産物等が全身をめぐると…

心内膜炎　糖尿病　低体重児　虚血性心疾患　早産　脳梗塞　炎症ヌルヌル　誤嚥性肺炎

**図1　歯周病と全身疾患のかかわり**

## 1　歯周病の進行に影響があるもの

### ①環境

　生活習慣や、教育文化、経済・医療、保健などがあげられますが、遅い夕食など食事の感覚が乱れていると体内時計がずれ、体内時計の混乱によって肥満や糖尿病になりやすいことがわかっています。お口の健康の観点からも、食べ物がお口に入らない時間をつくっておく必要があります。

### ②病因

　ときに重度の歯周病菌に冒されている場合があります。歯みがきを一生懸命しているのに、改善しないところか悪化していく……、そのような場合は、歯周病治療専門の歯科医院等を受診し細菌検査でリスク判定を受けて、適切な治療を受けることをおすすめします。

　歯石の沈着、歯みがきのみがき残しの汚れ（プラーク）が長期に残っているのもよくありません。また、外傷などで歯を損傷し、歯周組織がダメージを受け、歯周病が進行しや

すい場合もあります。

③宿主

　前述のとおり、歯周病は世界を席巻する感染症ですが、遺伝的な要因の影響も考えられ、感染しても必ず発症する訳ではなく発症しないこともあります。症状が重くなる、軽くすむなどさまざまです。なんか新型コロナウイルス肺炎の話みたいですね。ストレスや不健康な生活で、病気になりやすさに拍車をかけることがないようにしたいものです。また、生まれつき汚れがたまりやすい歯並びや顎の形態が原因の場合もあります。

## 2　歯周病が進行しやすくなる日常生活のめやす

　生活習慣で最も危険な因子は「喫煙」です。タバコを吸うことで、ニコチンの血管収縮作用により血流量が減少し、それにより歯周ポケット潰瘍面からの出血が少なくなるため、歯周病が進行しているのにもかかわらず、「炎症」症状が見えにくくなってしまいます。受動喫煙も同じです。

①環境・生活習慣

・喫煙：一日1箱のタバコを15年吸い続ける

・毎日飲酒：純アルコール量33mL（大瓶ビール1本程度）…お酒の強くない人

・歯みがき回数：一日あたり2回未満

②宿主・ストレスなど

・年齢：40歳以上

・性別：男性、BMI22で標準体重（例：160cm, 53.3kg）

・肥満：BMI25以上


　ここで、生活習慣病の1つとして知られる糖尿病と歯周病の関係をみていきましょう。“世界で6秒に1人の命を奪う糖尿病”とは、世界の成人人口のおよそ9.3％となる4億6,300万人がかかえる病気で、年間確実に500万人以上が糖尿病の引き起こす合併症などの原因で死亡しています。これは、AIDSによる死者に並ぶ数字といわれています。2045年には、その数が約7億人に達すると考えられています。また、患者の増加は特に発展途上国で顕著にみられていることがわかっています。

　糖尿病が引き起こす多くの合併症は糖尿病から発生してくるものですが、歯周病だけは糖尿病と双方向の関係をもっています。糖尿病に罹患していなくても歯周病には感染します。そして互いに良くも悪くも影響し合うのです。人間にたとえていえば、足を引っ張り合う関係からお互いに向上し合える関係にしていきたいものです。

　膵臓を休ませるためにも、お口の健康のためにも、規則正しい食生活を送り、少しでも早めの時間に夕食をすませることが大切です。

　糖尿病と歯周病の共通点には以下のような点があげられます（図2）。

①不可逆性。一度罹患してしまうと身体の重要な機能が失われていく。

②重症化するまで目立った症状が出現しない。

③「食」を中心とする生活習慣に影響を受ける2型糖尿病の人の多くは歯周病にも罹患している。

④遺伝的な要因や免疫学的な要素に左右されるものがある。

　では、なぜ、糖尿病は歯周病を悪化させる因子となるのでしょうか。その理由として、①糖大好き歯周病細菌の存在、②高血糖による歯肉の微小血管障害、③歯周組織の免疫力

の低下と修復能力の低下などがあげられます。

## 「血液どろどろの話」

　重度の歯周病に罹患している歯は動揺が激しく、また歯根のまわりの組織の炎症が過度に悪化しているときは、抜歯時に非常な出血を伴います。

　この場合、内科主治医対診のもと抜歯を行いますが、糖尿病のコントロール下で炎症を起こしている肉芽（にくげ）を掻爬（そうは）しても、なかなかきれいにならず、出血も止まりません。

　歯科診療用ユニットには、専用の吸引装置が装備されていますが、血液の性状が泥状化（でいじょうか）してしまって吸っても吸いきれず、最終的には、逆流の危険まで出てきてしまいます。吸引装置の、濾過機能のあるネットを交換して続行しますが、今までに一度の処置で4回交換したのが最高記録で、「血液どろどろ」を実感しています。

## 「炎症ヌルヌル」

　「炎症ヌルヌル」って何のこと？　と思いますよね。歯面の汚れを歯垢（しこう）（プラーク）といいますが、きれいに歯をみがけていないと、歯面は歯垢によってヌルヌルしてしまいます。きちんと汚れを落とした後は、指で歯を触ると「キュッキュッ」「ツルツル」します。ヌルヌル状態が長く続くと、歯肉炎や歯周炎を引き起こし、何もしないのに歯茎から出血したりします。そうなるといつもお口の中で血の味がして、食事もおいしくなくなります。

　みなさんも口腔に関心をもつことで、美味しいお食事を、きれいなお口で、もっと美味しくいただいてほしいなと思います。

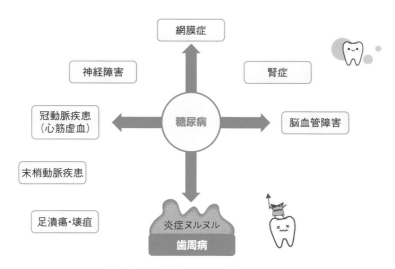

歯周病は、糖尿病と双方向的な関係

図2　歯周病は糖尿病の第6の合併症

| 引用・参考文献 |
| --- |

1）沼部幸博：全身疾患から攻める！　成人患者さんへの歯周病予防のコツ．①歯周病と糖尿病はどう関係するの？　デンタルハイジーン、35（11）：1217-1221、2015.
2）西田亙他：“歯周病に罹りやすい”だけじゃない！　こんなに歯科に身近な糖尿病．歯科衛生士、39（11）：2015. 11. Vol.39　クインテッセンス出版
3）天野敦夫：歯科衛生士のための21世紀のペリオドントロジーダイジェスト．クインテッセンス出版、2020.
4）日本糖尿病学会編著：糖尿病治療ガイド．文光堂、2020.
5）World Diabetes Committee in Japan.https://www.wddj.jp/01_howto.htm

# 8 片麻痺のある患者の口腔ケア

## 片麻痺とは

　片麻痺とは、身体の左右のどちらかに麻痺の症状がみられる状態のことで、大脳が障害を受けた後遺症として生じる。障害を受けた脳の反対側の身体に麻痺が生じ、右脳が損傷されると左半身の麻痺が、左脳が損傷されると右半身の麻痺が生じる。

　右脳は空間認識、左脳は言語中枢をつかさどっているため、右脳が障害される左片麻痺（左半身麻痺）では左半側空間失認※を合併し、左脳が障害される右片麻痺（右半身麻痺）で

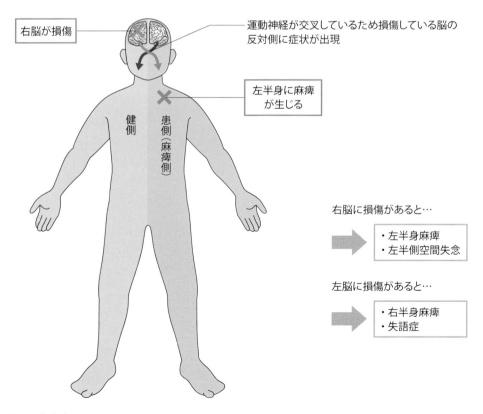

右脳が損傷

運動神経が交叉しているため損傷している脳の反対側に症状が出現

左半身に麻痺が生じる

健側

患側（麻痺側）

右脳に損傷があると…
・左半身麻痺
・左半側空間失念

左脳に損傷があると…
・右半身麻痺
・失語症

**図1　片麻痺とは**

※左側のものが見えているのに、認識できないこと

は失語症を合併しやすい。麻痺の状態や程度は症例によってさまざまであるが、麻痺側は運動障害のみならず感覚障害も伴っている場合が多い。

　片麻痺といっても程度はさまざまであるが、一般に、患側の顔面、咽頭、上肢、体幹、下肢のすべての範囲に麻痺が及ぶ場合が多い（**図1**）。

## 片麻痺のある患者の口腔内の特徴

### ［1］麻痺側に食物残渣がたまりやすい（図2）

　口腔内の右または左半分の感覚がなくなっているため、麻痺側に食物残渣が貯留している場合が多い。また麻痺側からの咀嚼時の食べこぼしや唾液の口腔外への流出もよくみられる。

### ［2］磨き残し

　健康な人と比べて運動が制限されており、利き手が変わっている場合もあるため、歯磨き動作が十分にできず磨き残しが多い。特に、左片麻痺の場合で左半側空間失認を合併していると、左側の磨き残しを認識できていない場合がある。

### ［3］血腫（図3）

　血腫とは、いわゆる血豆のことで、感覚がないため麻痺側の頬を咬んでしまい、血腫を生じている場合がある。

### ［4］誤嚥しやすい

　麻痺側から口腔内に溜まった唾液や液体の流れ込み多く、誤嚥しやすい。

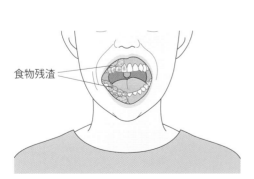

食物残渣

図2　麻痺側に大量の食物残渣が確認できることが多い

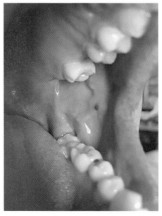

図3　誤咬（誤って咬むこと）によって頬粘膜や舌に血腫を生じている場合がある

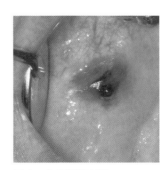

図4　右頬粘膜血腫

## 片麻痺の患者の口腔ケア

### 1 まずは患者自身がどこまでケアできるかを確認しよう

前述のように、片麻痺といってもさまざまな状態があり、まずは対象者の障害部位を正しく把握し、その人の麻痺の程度や認知機能に合わせた口腔ケアが必要となる。歯ブラシを健側の手で持ってもらい、自力で行える部分は自力でブラッシングをやってもらい、不十分なところの口腔ケアおよびブラッシング指導を介助者サイドで行う。

### 2 手鏡等を用いて麻痺側の磨き残しを気づいてもらう

麻痺側は感覚がないため、食物残渣の貯留や磨き残しについては患者本人が気づいていない場合が多い。手鏡にうつすことによって自分の口の中が汚れていると自覚してもらうことが口腔ケア向上への第一歩となる。これだけで口腔ケアがスムーズにできるようになることもある。（**図4**）

### 3 歯ブラシやコップ等の道具を工夫する

麻痺の程度によっては、片麻痺用のコップ（**図5**）や電動歯ブラシ等の使用も検討する。
片麻痺用のコップは、飲み口に凹凸があるので通常のコップよりも健側からの流し込み操作が楽である。また、歯磨き粉を片手でつけられるように、歯ブラシを固定させるため

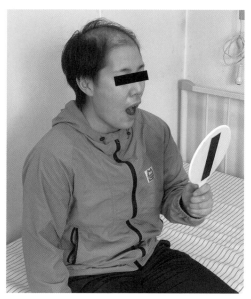

図4

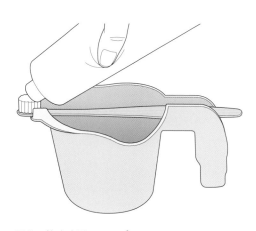

図5　片麻痺用のコップ

の溝がある。

# 4 口腔ケアを行う姿勢

## 1 座位

　ベッド上で口腔ケアを行う場合であっても、可能であれば、できるだけ座位に近い形で口腔ケアを行うのが望ましい。片麻痺の患者は特に誤嚥しやすいので、口腔ケアを行う際は、誤嚥予防を第一に考えた姿勢で行う（後述ワンポイントを参照）。

## 2 セミファウラー位

　座位での口腔ケアが難しい場合は、30°程度ギャッジアップする。この際、体位がずれないように、麻痺側やひざの下にクッションなどを用いて安定させる。また、誤嚥予防のために顎を引かせた状態で口腔ケアを行う。

## 3 側臥位

　ギャッジアップできない場合は、麻痺側からの誤嚥防止のために健側を下に、患側を上にして側臥位で行う。この際、顔だけを横に向かせるのでなく、体全体を横にむかせた状態で行うように注意しなければならない。吸引カテーテルなどでこまめに健側に溜まった唾液や洗浄水を吸引しながら誤嚥を引き起こさないように口腔ケアを行う（**図6**）。

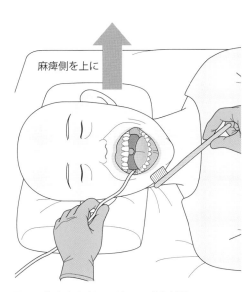

麻痺側を上に

図6　片麻痺患者の口腔ケア（側臥位）

## 口腔ケアを行う5つの姿勢と誤嚥リスクについて

　口腔ケアを行う姿勢は、大きく5つに分けられる。座位、ファウラー位、セミファウラー位、側臥位、仰臥位である。口腔ケアでは、それぞれの姿勢についての特徴を把握し、病気によって使い分けることが重要である。また、要介護者に口腔ケアを実施する際は、片麻痺患者に限らず、常に誤嚥予防への注意を払わなくてはならない。

### ①座位（図7）

　座った状態のことで、最も誤嚥しにくい姿勢である。口腔ケアを行う際は、できるだけこの姿勢をとらせるようにする。ただし、疲労しやすく、長時間にわたる場合は不向きである。

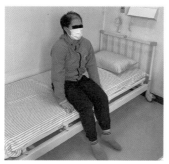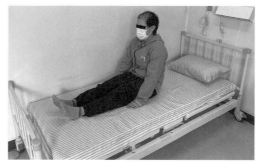

図7

### ②ファウラー位（図8）

　40〜60°程度ギャッジアップした姿勢である。比較的誤嚥が少なく、安全な体位である。疲労も少ない。

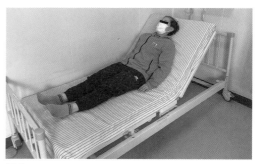

図8

### ③セミファウラー位（図9）

　25〜30°程度ギャッジアップした姿勢である。誤嚥しやすく注意が必要で、口腔ケアをする際は、横を向かせるか顎を引かせながら行うとよい。

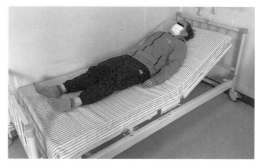

図9

④側臥位（図10）

　身体を左右のどちらか横を向かせた姿勢のこと。片麻痺患者に対して使用する姿勢。

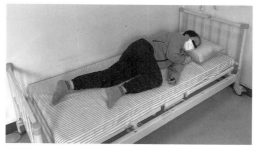
図10

⑤仰臥位（図11）

　仰向けに寝た状態のことで、もっとも誤嚥のリスクが高い。この姿勢しかとれない場合は、できるだけ顔を横に向かせながら口腔ケアを行う（**図12**）。

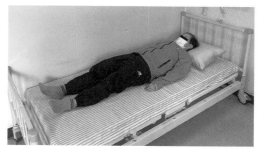
図11

| | 特徴 | 疲労度 | 誤嚥リスク |
|---|---|---|---|
| 座位 | 椅子に座る姿勢またはベッド上で90°体を起こした姿勢 | 疲れやすい | 安全 |
| ファウラー位 | 頭を45〜60°に起こした姿勢 | 高 | 低 |
| セミファウラー位 | 頭を25〜30°に起こした姿勢 | | |
| 側臥位 | 身体の左右どちらかを下にして横をむいて寝た姿勢 | 低 | 高 |
| 仰臥位 | あおむけの状態で寝た姿勢 | 楽 | 危険 |

図12　口腔ケアを行う姿勢と誤嚥リスクについて

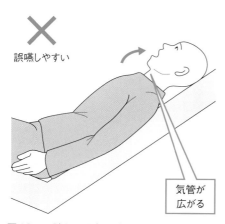

誤嚥しやすい

気管が広がる

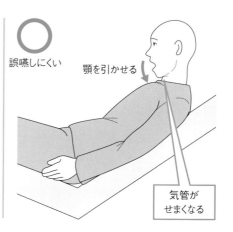

誤嚥しにくい

顎を引かせる

気管がせまくなる

図13　口腔ケアを行う際の頭部の位置

　病気などの状態により、セミファウラー位のような誤嚥リスクが高い姿勢をとらざるをえないときは、顎を引かせて少しでも誤嚥しないようにして口腔ケアを実施する（**図13**）。

# ⑨ 気道管理中の患者の口腔ケア

## はじめに

　気管挿管は気道確保や誤嚥予防を目的として行われるが、集中治療室（Intensive Care Unit；ICU）などで長期に留置されることによる口腔内および口腔周囲への障害、人工呼吸器関連肺炎（Ventilator-Associated Pneumonia；VAP）などを引き起こす危険性がある。本稿では、気道管理中の口腔内の観察のポイントおよび口腔ケアのやり方について説明する。

## 気管挿管が口腔周囲および口腔内へ与える影響

　気管挿管は基本的に経口挿管されるため、口は常に開いた状態となり、口腔内やその周囲組織は乾燥しやすくなる。特に口唇粘膜などは乾燥により傷つきやすく、開口操作などによって亀裂が生じやすい。また、気管チューブのテープ固定によって皮膚障害を認めることがある（**図1**）。

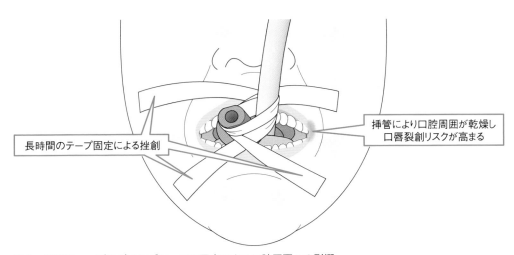

長時間のテープ固定による挫創

挿管により口腔周囲が乾燥し口唇裂創リスクが高まる

**図1　気管チューブやバイトブロックの固定による口腔周囲への影響**

気管チューブの誤咬防止のためバイトブロックを一緒に固定するが、バイトブロックの咬合圧が上下の歯周組織に影響を及ぼす可能性がある。また、気管挿管の影響で自浄作用や嚥下機能が低下するため、口腔内の細菌数は増加し、特に歯面・歯間部・歯冠補綴物にはプラーク（歯垢）が溜まりやすいので注意が必要である。

近年、診療報酬の改定により「周術期等口腔機能管理」が新設され、全身麻酔下に手術を予定された患者に積極的な口腔ケアが実施されている。そのため、予定手術後に抜管できなかった患者であれば術前に歯科が介入している可能性も高い。しかし、緊急で挿管される場合には事前に口腔内診察している時間的余裕はないため、補綴物が脱離していたり歯牙脱臼が放置されていたり、義歯が装着されたまま挿管されていることもある（**図2**）。最近では、審美性向上のため義歯の金属部分を完全に除去した「ノンクラスプデンチャー」といったような、一見しただけではわかりにくい歯冠補綴物も増えているので、タイミングをみて歯科に診察を依頼するのが肝要である[1]。

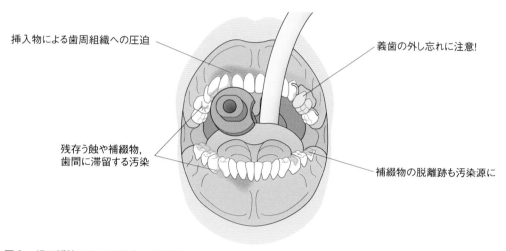

挿入物による歯周組織への圧迫

義歯の外し忘れに注意!

残存う蝕や補綴物, 歯間に滞留する汚染

補綴物の脱離跡も汚染源に

図2　経口挿管による口腔内への影響

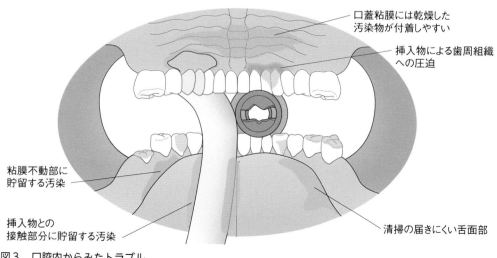

口蓋粘膜には乾燥した汚染物が付着しやすい

挿入物による歯周組織への圧迫

粘膜不動部に貯留する汚染

挿入物との接触部分に貯留する汚染

清掃の届きにくい舌面部

図3　口腔内からみたトラブル

気管チューブによって気道や口腔内が刺激されることにより、痰や唾液などの分泌物は増加する傾向にある。しかし、経口挿管中は口腔乾燥しやすく、自浄作用が低下した状態にあるため、痂皮や剥離上皮膜として口腔内に固着してしまう。舌などの粘膜部分や観察しづらい咽頭部分にもこれら強固な汚染物は形成され、いったん形成されてしまうと取り除くことは難しくなる（**図3**）。適切な口腔ケアを行うことにより、未然に防ぐことが重要となる。

## 人工呼吸器関連肺炎（Ventilator-Associated Pneumonia；VAP）

　人工呼吸器関連肺炎（Ventilator-Associated Pneumonia；VAP）とは、「気管挿管下の人工呼吸管理を導入後、48時間以降に合併する肺炎」と定義されており、発症すると治療コストや入院日数の増加をもたらすほか、不良な転帰をとる症例もあるため危惧されるべき合併症である。

　気管挿管中は、リークや誤嚥防止のためにカフで気管チューブと気管壁の間をシールしているが、肺内の汚染を完全に防げるわけではない。むしろ、気管チューブなどの挿入物は汚染リスクを上昇させてしまう可能性がある（**図4**）。

　VAPの予防策として、早期抜管を目指す、挿管せずにマスクを介して行う非侵襲的陽圧換気（Noninvasive Positive Pressure Ventilation；NPPV）を選択する、経鼻胃管を不必要に入れないなどがあり、機械的汚染除去手段として口腔ケアもその1つにあげられる[2) 3)]。

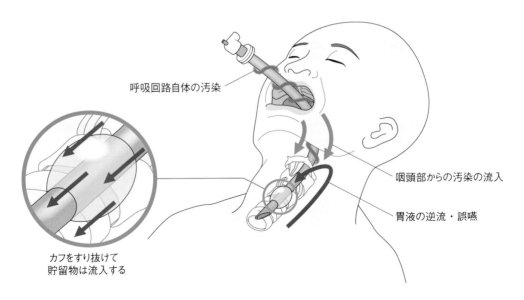

呼吸回路自体の汚染

咽頭部からの汚染の流入

胃液の逆流・誤嚥

カフをすり抜けて
貯留物は流入する

図4　気管挿管中のVAPリスクファクター

# 経口挿管中の口腔ケア

## 1 感染防止対策

通常の口腔ケアと同様に標準予防策（スタンダードプリコーション）を遵守し、エプロンやゴーグルなどの飛沫対策を十分にしておく必要がある（**図5**）。ケア中に使用したスポンジブラシなどを廃棄するためにビニール袋を持参し、片づけ用の手袋をあらかじめ装着しておくと便利である。

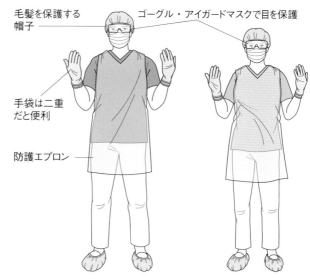

毛髪を保護する帽子

ゴーグル・アイガードマスクで目を保護

手袋は二重だと便利

防護エプロン

図5　標準的な感染防具

## 2 口腔ケアの準備

歯ブラシやスポンジブラシ、洗口液、保湿剤など標準的なものを準備する。感染のリスクを減らすためにディスポーザブルのものが望ましい。患者の体位は頭部を挙上させ、口腔観察やケアをしやすいよう整える。口腔内を観察するのにペンライトがあると重宝する。

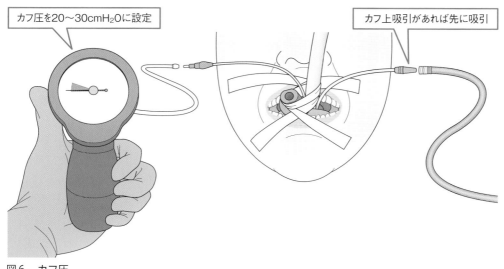

カフ圧を20〜30cmH$_2$Oに設定

カフ上吸引があれば先に吸引

図6　カフ圧

口腔ケア前には汚染物の気管内への垂れこみを防ぐため、カフ圧計を用いて気管チューブのカフ圧が適性であることを確認する（**図6**）。カフ圧は体位変換などによって変わることがあるので、自動カフ圧コントローラを使用するとより安全である。必要に応じて気管吸引を行い、カフ上部吸引機能付の気管チューブであれば、事前に声門下腔の貯留物を回収しておく。ICUで呼吸管理されている場合には、人工呼吸器の設定や血圧、心拍数、経皮動脈血酸素飽和度（SpO$_2$）などが確実にモニタリングされているかどうかをチェックし、口腔ケア時はアラーム音を聞き逃さないように注意する。

## 3 口腔ケア時の気管チューブ保持方法

固定テープを外して口腔ケアする際は、テープによる皮膚の損傷を防ぐために剥離剤を用いるなど配慮しなくてはならない。チューブの挿入長を確認し、どちらかの口角にチューブを移動させ、スペースの空いた反対側からケアを始める。この時、深さが変わらないようチューブを把持する人とケアをする人の2人で行うことが推奨されているが、マンパワーが足りない場合にはテープや気管チューブ固定具などを用いて簡易固定する（**図7**）。

## 4 気道管理中の患者の口腔ケアの実際（図8）

口腔内を観察し、口腔内および咽頭部に貯留した分泌物はあらかじめ除去する。挿管中は口唇や口腔内が乾燥していることが多いので、ケア前には十分に保湿しておく。特に固着した痂皮や剥離上皮膜がある場合には、先に保湿剤を塗布し軟化させることが重要である。固いまま除去を試みると粘膜剥離を起こし出血することがあるため、柔らかくなった時点でピンセットなどを用いて取り除く。

歯牙や舌などの清掃は歯ブラシやスポンジブラシを用いて行うが、手技自体は挿管され

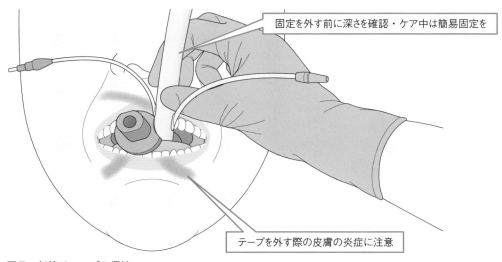

固定を外す前に深さを確認・ケア中は簡易固定を

テープを外す際の皮膚の炎症に注意

図7 気管チューブの保持

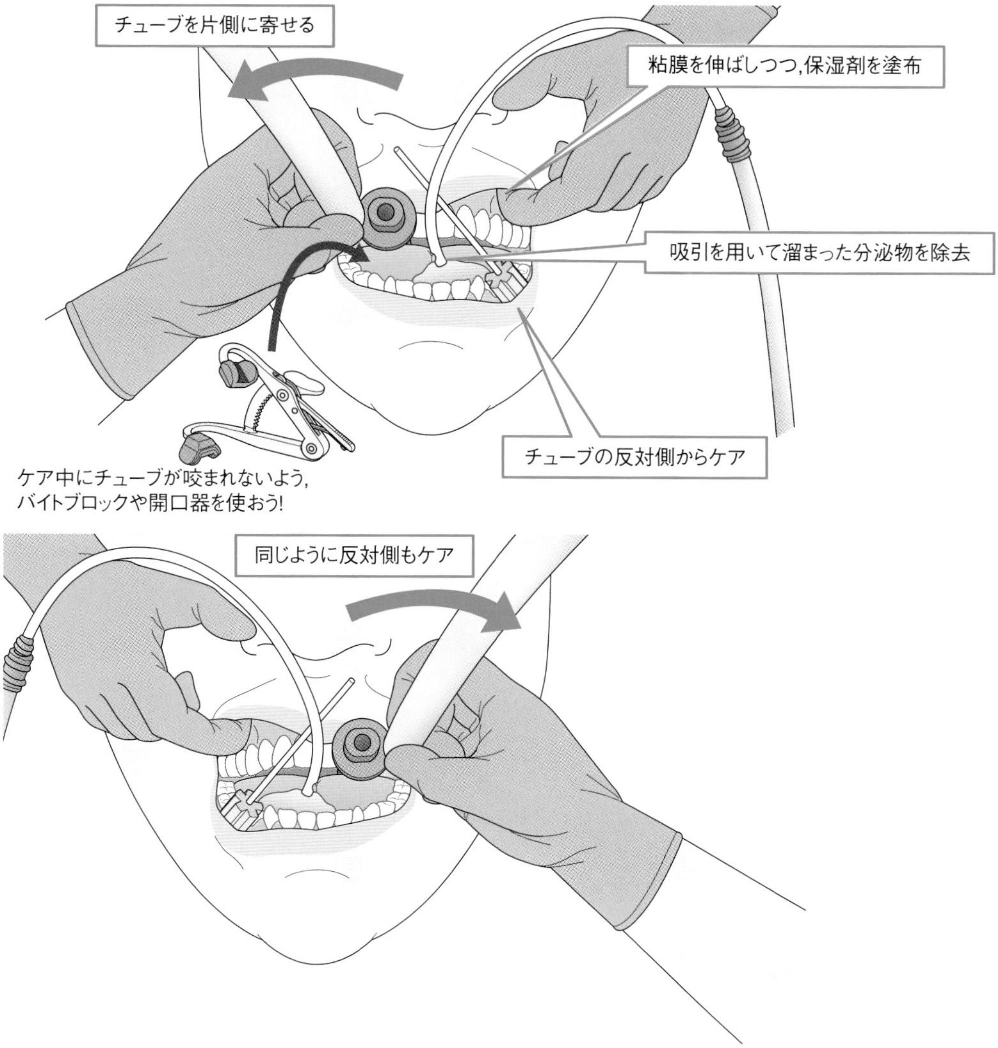
チューブを片側に寄せる
粘膜を伸ばしつつ,保湿剤を塗布
吸引を用いて溜まった分泌物を除去
チューブの反対側からケア
ケア中にチューブが咬まれないよう,
バイトブロックや開口器を使おう!
同じように反対側もケア

図8　実際の口腔ケア

ていない患者と同様である。

ケア中は気管チューブを咬まれるリスクがあるので、バイトブロックを添える。人手が足りない場合は、開口器をセットしておくのもよい。片側終了後、事故抜管に用心しながら反対側の口角に気管チューブを移動し、残りの部分を清掃する。挿管患者では、口腔ケアや気管チューブの移動でバッキングすることがあるので愛護的に行う。

## 5 VAP予防

挿管患者の口腔ケアはVAP予防が主目的であり、ブラッシングによって歯牙や舌から除去されたプラークなどの汚染物を誤嚥させないことが大事である。口腔ケア中は吸引チューブで適宜吸引し、ブラッシング終了後には指にガーゼを巻いて、残存した汚染物や余剰な保湿剤を拭き取る。また、気管チューブは目に見えなくても汚染されているので、口

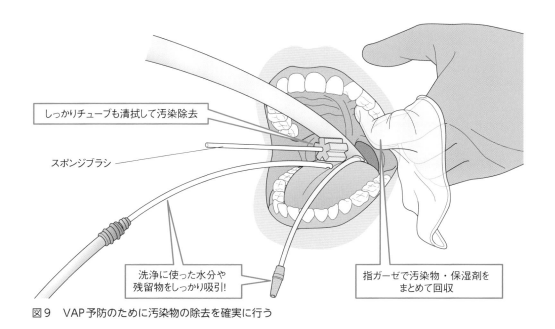

しっかりチューブも清拭して汚染除去

スポンジブラシ

洗浄に使った水分や残留物をしっかり吸引!

指ガーゼで汚染物・保湿剤をまとめて回収

図9　VAP予防のために汚染物の除去を確実に行う

腔内はスポンジブラシで、口腔外はアルコール綿などで忘れずに清拭する（**図9**）。口腔内洗浄を行う場合には必ず2人1組で行い、咽頭部の水分を確実に吸引する。必要に応じて気管吸引を行い、カフ上部吸引機能付の気管チューブであれば貯留物を回収する。

## 6 口腔ケア終了後

　口腔周囲を清拭し、気管チューブを再固定する。口腔ケア前の体位に戻してから、カフ圧計を用いてカフ圧を調整する。経口挿管の場合口腔乾燥が強いので、ケア終了後に保湿剤を薄く塗布しておき、サージカルマスクを装着するのも一案である（**図10**）[4]。出血や動揺歯の有無など、口腔ケアで気づいた点をチーム内で共有しておく。

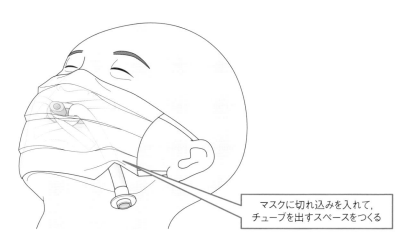

マスクに切れ込みを入れて，チューブを出すスペースをつくる

図10　ケア終了後にマスクを装着して乾燥を防ぐ

# その他の気道管理中の口腔ケア

## 1 経鼻挿管

　口腔ケアの手順は経口挿管の方法に準ずる。口腔内の清掃は容易だが、チューブは鼻腔内を通過するためチューブの清掃は困難になる。VAPの発生頻度は経口挿管と変わらないという報告があり[5]、経鼻挿管は鼻粘膜損傷や副鼻腔炎発生の危険性がるため、長期での挿管管理は経口挿管が選択されることが多い（**図11**）。

## 2 気管切開（図12）

　口腔ケアの手順は経口挿管の方法に準ずる。口腔ケアは経口挿管に比べてやりやすくなるが、気管切開がVAP発生率を低下させるという報告はない。気管カニューレにはカフ上部吸引機能が付いているので口腔ケアの前後で必ず吸引する。ただし、カフと吸引孔にはやや隙間があるので完全に吸引できるわけではない点を留意しておく[6]。

## 3 非侵襲的陽圧換気（Noninvasive Positive Pressure Ventilation；NPPV）

　非侵襲的陽圧換気（Noninvasive Positive Pressure Ventilation；NPPV）は、挿管せずにマスクを用いて陽圧換気を行う手法である（**図13**）。顔全体を覆うタイプや、鼻と口だけを覆うタイプがある。口腔ケアをする時はマスクを外さなくてはならないが、マスクを外すとうまく呼吸ができなくなるため、必ず二人以上でSpO$_2$をチェックしながら早急にケ

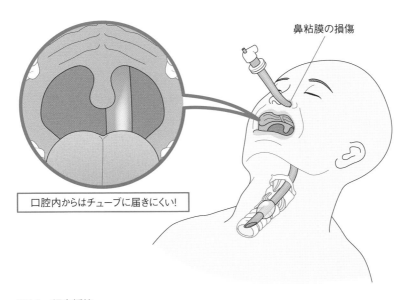

鼻粘膜の損傷

口腔内からはチューブに届きにくい！

図11　経鼻挿管

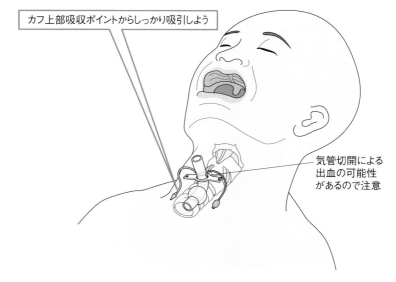

カフ上部吸収ポイントからしっかり吸引しよう

気管切開による
出血の可能性
があるので注意

図12　気管切開

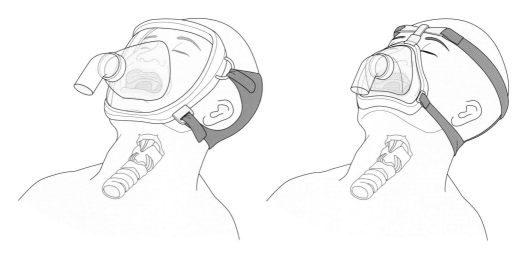

図13　非侵襲的陽圧換気 (NPPV)

アを行う。ケアは標準的な方法で行うが、NPPV療法は口腔内が乾燥しやすいので保湿は必須である。

## おわりに

　本稿では気道管理中の口腔ケアについて説明した。2016年には日本集中治療医学会と日本クリティカルケア看護学会から標準的な口腔ケアを目的に、「人工呼吸器関連肺炎予防のための気管挿管患者の口腔ケア実践ガイド（案）」[7]が発表されているが、口腔ケアの手技や施行回数は病院ごとで異なり，いまだコンセンサスを得ていないのが現状である。

スタッフ数や勤務状況がそれぞれ異なるため、各病院の状況に即した方法をチーム全体で話し合い、患者の病態に合わせた口腔ケアを実践すべきである。

| 引用・参考文献

1）足立了平編：一歩進んだ口腔ケア．第1版、pp.51〜67、金芳堂、2010.
2）増田陸雄他：どんな薬剤・合併症・病態・患者背景にも対応できる周術期の薬の使い方パーフェクトガイド．第1章麻酔関連薬；口腔ケア．月刊薬事、63（3）：348〜353、2021.
3）Facial mask noninvasive mechanical ventilation reduces the incidence of nosocomial pneumonia A prospective epidemiological survey from a single ICU, Intensive Care Med, 23：1024-1032, 1997.
4）岸本裕充編著：成果の上がる口腔ケア．第1版、pp.82〜92、医学書院、2017.
5）L Holzapfel et al：Influence of long-term oro- or nasotracheal intubation on nosocomial maxillary sinusitis and pneumonia：results of a prospective, randomized, clinical trial, Crit Care Med, 21：1132-1138, 1993.
6）角保徳編著：新編5分でできる口腔ケア；介護のための普及型口腔ケアシステム．第1版、pp.48〜68、医歯薬出版、2012.
7）日本集中医学会、日本クリティカルケア看護学会：人工呼吸器関連肺炎予防のための気管挿管患者の口腔ケア実践ガイド（案）、2016（http：//www.jsicm.org/pdf/koku_care2017.pdf）

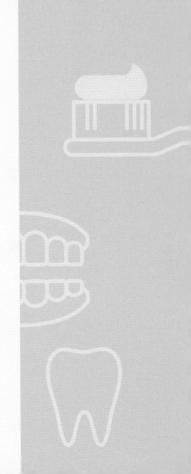

# 第 4 章

# 小児と障害者の
口腔ケア

# ① 小児の口腔ケア

## はじめに

　小児は一般的に、生後6か月頃まで哺乳による栄養摂取をするが、哺乳に関する原始反射の消失に伴い離乳食を開始していく。そして、生後8か月ころより歯の萌出が始まる。歯が萌出し、主な療育者から唾液中のミュータンス連鎖球菌の感染し、う蝕原性菌が歯に定着する。う蝕の罹患は、Keyesが提示したう蝕の現病因子（**図1**）が合わさることによって始まる。

**宿主因子**

　歯の形態・成熟度、唾液の分泌量、能力

**細菌因子**

　ミュータンス連鎖球菌の量

**食餌因子**

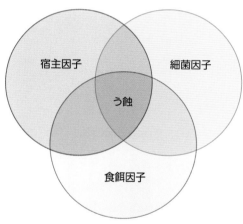

図1　Keyesが提示したう蝕の現病因子

## ショ糖の摂取量

　特に乳歯の萌出時期である生後19〜31か月の期間がう蝕感染の窓といわれ、う蝕原性菌の感染が最も起こりやすい時期となる。この時期にショ糖の過剰摂取、頻回な間食習慣の定着、口腔清掃状態が不良であると、う蝕罹患リスクが上がってしまう。また、歯の萌出後の夜間授乳や、哺乳瓶でのミルク、乳酸飲料、イオン飲料の摂取は、特に早期発症う蝕の原因となるため気をつけるべきである。

食べる、飲み込む、話すといった口腔機能を獲得、成長する時期のう蝕の罹患、う蝕による歯の喪失は正しい機能の獲得に悪影響を及ぼし、さらに永久歯への生え変わりにも影響を与えうる。すなわち、正しい口腔機能の獲得、う蝕を予防するため、口腔ケアが必要不可欠である。

## 小児の歯磨きの開始時期

小児の歯磨きは、最初に下顎の前歯が萌出する8か月ころより開始する。最初はガーゼで拭う程度から開始し、口腔内への刺激を徐々慣らしていく。その後やわらかい毛先の歯ブラシへ変えていく。

乳歯および、幼若永久歯（萌出したばかりの永久歯）はう蝕罹患性が高く、また、子どもの歯磨きに対する理解力、ブラッシング能力の乏しさにより、保護者による仕上げ磨きが重要である。

## 乳歯う蝕の特徴

乳歯は、永久歯と比較して物理的性質が弱く、形態的に複雑で清掃性が悪いため、う蝕罹患性が高い。う蝕の罹患性は、発育環境によって影響を受けやすい。また、進行が速いが自覚症状が乏しく重症化しやすい。

### 1 永久歯と比較した乳歯の特徴

①エナメル質の石灰化度が低い

②エナメル質および象牙質の硬度は低く、厚みも薄い

③乳臼歯は形態的に歯冠の膨隆が強く、歯頸部が狭窄し、清掃が難しい

### 2 年齢別う蝕好発部位

①2歳まで：上顎前歯部の唇側面

②2歳から3歳：上顎前歯部の隣接面

③3歳から3歳6か月：乳臼歯部の咬合面

④3歳6か月以降：乳臼歯の隣接面

## 歯ブラシの選択

乳歯列期、混合歯列期、永久歯列期と変化していき、口腔の成長に合った歯ブラシを選

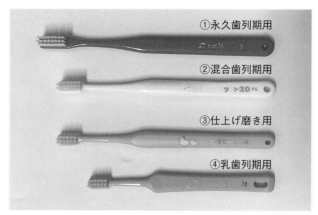

図2　歯ブラシの選択

①永久歯列期用
②混合歯列期用
③仕上げ磨き用
④乳歯列期用

択する。歯ブラシの選択の目安は、歯ブラシのヘッドの幅が上顎中切歯に2本分の幅と同程度の物を選択するとよい（**図2**）。

　歯ブラシの毛先の固さは、やわらかめまたはふつうを選択する。特に歯の生えはじめや歯の交換期では歯肉を傷つけやすいのでやわらかめがよい。

## ブラッシング法

　ブラッシングには、フォーンズ法とスクラビング法がある（**図3**、詳細は第1章を参照）。

### ❶フォーンズ法

　毛先を歯の側面に大きく円を描くように刷掃方法。唇側、頬側の清掃に適しており、舌側は困難である。小児の本人磨きで行いやすい方法である

### ❷スクラビング法

　歯ブラシを歯軸に直角にあて、数ミリの範囲で振動させるよう刷掃する方法。舌側は45°にあて同様に磨く。保護者が仕上げ磨きを行うときに適している。

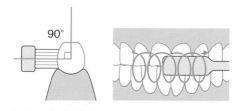

**フォーンズ法**

歯を噛み合わせて，歯ブラシの毛先を歯の面に90°の角度で当てる。円を描くように，上下の歯を一緒に一本ずつぐるぐるブラッシング。幼児や高齢者に適している

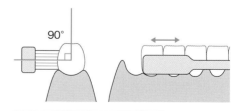

**スクラビング法**

歯の面に歯ブラシの毛先を90°の角度で当て，左右に小刻みにブラッシング。
奥歯の裏側や噛み合わせ面の歯垢の除去に適している

図3　フォーンズ法とスクラビング法

表1　フッ化物配合歯磨剤の年齢別応用量

| 年齢 | 使用量 | 歯磨剤のフッ化物濃度 |
| --- | --- | --- |
| 歯の萌出〜2歳* | 切った爪程度の少量 | 500ppm（泡状歯磨剤ならば1,000ppm） |
| 3歳〜5歳 | 5mm以下 | 500ppm（泡状またはMFP歯磨剤ならば1,000ppm） |
| 6歳〜14歳 | 1cm程度 | 1,000ppm |
| 15歳以上 | 2cm程度 | 1,000ppm〜1,500ppm |

*仕上げ磨きに保護者が行う。

## フロッシング

フロスによる清掃をフロッシングという。

　歯の隣接面はう蝕の好発部位であり、ブラッシングのみでは隣接面の清掃が困難であり、フロスによる隣接面の清掃が大切である。ワックスタイプ、ノンワックスタイプ、ロールタイプ、ホルダータイプがある。歯冠乳頭部を傷つけないよう注意し、頬舌的に滑らすよう隣接面に挿入する。その後隣接面に沿わせ、咬合面、切縁方向に引いて清掃を行う。

　ロールタイプは、15〜20cmを切り取り、両手の中指に巻き付け、親指と人差し指で把持して隣接面に挿入する。汚れが付着した場合は、そのまま再挿入せずに、清潔な部分にずらして使用する（**図5**）。

## 歯磨剤

　洗口ができるようになってからの使用が望ましいが、洗口や吐き出しが難しい1〜3歳未満児に対しては、ジェルタイプ、泡状、液体（スプレータイプ）の使用が推奨される。フッ化物配合歯磨剤は、う蝕予防に有効である。

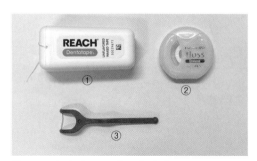

①ロールタイプ・ワックスタイプ
②ロールタイプ・ノンワックスタイプ
③ホルダータイプ

図4　フロスの種類

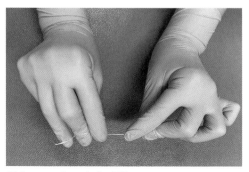

図5　ロールタイプの挿入

## 食事指導

　食事指導として、う蝕原性菌の酸酸性の基質となる糖質（スクロース）の摂取制限が重要である。不規則な間食習慣、だらだら食べ、ジュース、清涼飲料水の習慣的飲料は、う蝕の原因となるので注意が必要である。

**参考文献**

1）フッ化物配合歯磨剤 ｜ e-ヘルスネット（厚生労働省）（mhlw.go.jp）
　https://www.e-healthnet.mhlw.go.jp/information/teeth/h-02-007.html

# ② 障害者の口腔ケア

## はじめに

　障害のある人は、精神発達や運動機能の状態、口腔機能や形態的な問題、異食や偏食、生活リズムの問題、全身疾患の合併など、さまざまな要因により口腔衛生状態の維持管理が困難である。

　しかし、う蝕や歯周病の歯科疾患の罹患は、口腔の健康状態、機能の低下をもたらし、二次的な障害の要因となる場合もある。また、歯科治療への理解、協力が得られず困難な場合が多い。障害のある人にとって口腔の健康の維持管理を行うことが、必要のない歯科治療を未然に予防し、また歯科疾患の早期発見にもつながる。早期治療の介入により患者の負担軽減ともなる。口腔ケアを行うことで口腔の健康が維持され、歯の保存、口腔機能の維持、向上および患者のQOL（quality of life）の維持、向上にもつながり、大変重要である。

　口腔ケアは、歯科疾患の予防を目的とし、口腔清掃を主とした「器質的口腔ケア」と口腔機能の回復、維持および向上を目的とする「機能的口腔ケア」があげられる。

● 器質的口腔ケア：ホームケア、プロフェッショナルケアによるプラークコントロール
● 機能的口腔ケア：口腔粘膜や口腔周囲筋への刺激およびマッサージによる機能の維持と向上

　口腔ケアの意義・目的を下記に示す。

### ①歯科疾患の予防、改善

　う蝕、歯周疾患、粘膜疾患、口腔内環境の改善

### ②口腔機能の維持、向上

　摂食、咀嚼、嚥下機能、構音機能、呼吸機能

### ③口腔衛生への動機づけ

### ④健康の維持

　口腔内細菌により誘発される敗血症、感染性心内膜炎、肺炎の予防

## 障害別での特徴

### 1　知的能力障害

コミュニケーション、会話および言語の習得が困難なため、意思疎通が難しく、指示の理解が得られにくい。

| 歯科的特徴 | 歯磨きの自立、口腔の管理・維持が困難なためにう蝕多発傾向や歯周疾患を認める。 |
|---|---|
| 合併症 | てんかん、精神疾患、全身疾患 |

### 2　自閉スペクトラム症

言語発達の遅れ、人とのかかわりが苦手、感覚の過敏と鈍麻、知的機能の偏り、こだわり、多動、自傷、他害などの特異的な行動が認められる。

| 歯科的特徴 | 口腔習癖による歯の咬耗、破折、歯肉や粘膜の傷、自傷行為による歯肉、粘膜の裂傷、歯肉退縮、歯の動揺や自己抜去、不規則な食習慣および偏食によるう蝕多発傾向、口腔衛生管理困難による歯周疾患 |
|---|---|

### 3　Down（ダウン）症候群

21番目の常染色体がトリソミーとなることが原因となる症候群。

| 歯科的特徴 | 萌出遅延、先天性欠損、歯の形態異常、歯列不正、高口蓋、舌の異常 |
|---|---|
| 合併症 | 先天性心疾患、精神遅滞、難聴、消化管奇形、甲状腺機能低下、環軸椎不安定症、目の異常、白血病、糖尿病、扁桃肥大 |

### 4　脳性麻痺

受胎から新生児期（出生4週間以内）までの間に生じた脳の非進行性病変に基づく、永続的な、しかし、変化しうる運動および姿勢の異常と定められている。

| 歯科的特徴 | 原始反射の残存筋緊張、不随意運動によるプラークコントロール困難、う蝕、咬耗、歯の外傷、歯列不正、軟組織の損傷、感覚過敏・反射運動 |
|---|---|
| 合併症 | 原始反射の残存、四肢の変形、脊柱彎曲や胸郭変形に伴う呼吸器・消化器の合併症、股関節脱臼、精神遅滞、てんかん、視覚・聴覚障害 |

# 5 てんかん

主種の成因によってもたらされる慢性の脳疾患。大脳ニューロンの過剰興奮による反復性発作が起こる。

| 歯科的特徴 | 歯の外傷、抗てんかん薬による薬剤性歯肉増殖症 |
|---|---|
| 合併症 | 知的能力障害、脳性麻痺、脳疾患、転倒による外傷 |
| 発作時の対応 | 処置を中止し、口腔内から器具を除去する。周囲に協力を求め、発作の状態・時間を確認する。体位の安静を保ち、ユニットからの転落に注意する。必要に応じて呼吸の確保を行う。発作が持続する場合は専門医療機関へ搬送を必要とする |

# 6 脳血管障害

脳の血管に何らかの障害が起こり、麻痺や意識障害を引き起こす疾患。脳梗塞、脳塞栓、脳血栓、一過性虚血発作、脳出血などがある。

| 歯科的特徴 | 麻痺による口腔清掃困難、麻痺側の食渣の停滞、口腔乾燥、う蝕、歯周疾患、抗血栓薬の服薬におる間欠的処置時の止血困難 |
|---|---|
| 合併症 | 片麻痺、高次脳機能障害（失認、失効、失語） |

# 7 統合失調症

思考、行動や感情を目的に沿って統合する能力の低下するために、幻覚や妄想などの症状が起こる病気。幻覚、妄想、妄想、まとまりのない会話、ひどくまとまりのないまたは緊張病性の行動、陰性症状（感情の平板化、思考の貧困、または意欲の欠如）がみられる。治療には抗精神病薬が用いられる。

| 歯科的特徴 | 陰性症状による口腔清掃状態の悪化、抗精神病薬の副作用によるオーラルジスキネジア（口腔周囲の不随意運動）、口腔乾燥 |
|---|---|
| 合併症 | 原始反射の残存、四肢の変形、脊柱彎曲や胸郭変形に伴う呼吸器・消化器の合併症、股関節脱臼、精神遅滞、てんかん、視覚・聴覚障害 |

## 介助者による口腔ケア

### ① 口腔ケア開始前の確認事項

患者の全身状態、体調の変化に注意し、安全に行うことが大切である。眠気のある時、空腹時、機嫌の悪い状態では、協力が得られにくく、口腔ケアを行うタイミングも重要である。

### ② 環境整備

口腔ケアを行う場所、部屋の明るさ、使用する器具の配置、介助者の人数を考慮し、円滑に口腔ケアを行える環境を整える。介助者の姿勢が無理な姿勢にならないようポジショニングをする。

### ③ 対象者の姿勢

対象者に合わせ、姿勢が安定する体位、緊張、反射の出にくくリラックスした体位、誤嚥を起こさない頭部の角度を設定する。頭部が安定しない態勢では、歯ブラシによる外傷の危険性があるため注意する。クッションなどを用い、体位を安定させることも有効である。

### ④ 口腔内の確認

口腔ケアの前に口腔内に変化がないか、確認することが重要である。
- **粘膜の状態**：口唇の乾燥、咬傷、口内炎、潰瘍、腫れ、発赤の有無
- **歯・歯列の状態**：歯の萌出・欠損、修復物・補綴物の状態、う蝕、歯の動揺
- **清掃状態**：食物残渣の有無、プラークの付着部位

## 歯ブラシと補助器具の選択

さまざまな歯ブラシが市販されているが、適切な大きさを選ぶことが大切である。一般的に歯ブラシのヘッドのサイズは上の前歯2本分の幅といわれている。特に介助による歯磨きでは、大きすぎるヘッドでは奥歯に届きにくいため、コンパクトなものを選択する必要がある。

嚥下機能の低下により唾液を誤嚥しやすい場合には吸引付きの歯ブラシ（**図1**）がある。歯ブラシに加え、補助器具の使用も有効であり、特に歯間部や歯の隣接面は歯ブラシだけでは清掃困難であり、デンタルフロスや歯間ブラシの使用が必要である。

デンタルフロスはロールタイプ、ホルダータイプがある。ロールタイプでは、介助者が指を咬まれないように、ホルダータイプは破損に注意が必要である。

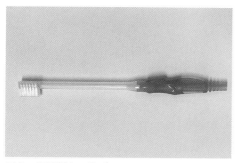
図1　吸引付きの歯ブラシ

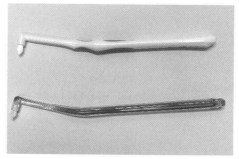
図2　ワンタフトブラシ

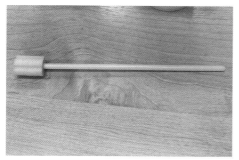
図3　スポンジブラシ

　歯間ブラシは、サイズの合うものを利用する。歯間乳頭（歯間部の歯肉）を傷つけないよう注意する。

　また、臼歯部の歯磨きが困難な場合は、歯磨き用のワンタフトブラシ（**図2**）が有効な場合もある。

　粘膜の清掃には、ガーゼ、スポンジブラシ（**図3**）が有効である。スポンジブラシには、歯垢除去能力はない。

　歯磨剤は、フッ化物配合歯磨剤がう蝕予防に有効である。含嗽が困難な場合、味に対する過敏がある場合は無理に使用しなくてもよいが、ジェルタイプやムースタイプ、無香料のものも販売されており、使用可能な場合もある。

## 歯磨きの方法

　口唇や頬部の緊張が入らないよう、歯ブラシを把持する手と反対側の指を使用し、口唇、頬粘膜を排除しながら行う。磨く順序は、痛点が少なく、感覚の過敏が少ない部位から始めるのが有効である。頬側より下顎臼歯、下顎前歯、上顎臼歯、上顎前歯、続いて舌側を下顎臼歯、下顎前歯、上顎臼歯、上顎前歯の順で磨くとよい（**図4**）。臼歯部の咬合面も忘れずに磨くことも大切である。汚れが多い場合は、歯ブラシに付着した汚れを適宜落とし、誤嚥に注意する。口腔内の唾液の貯留が多い場合には、吐き出させるまたは吸引しながら対応する。

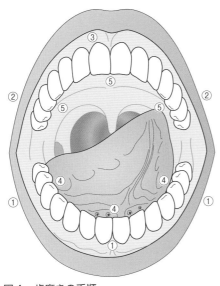

図4　歯磨きの手順

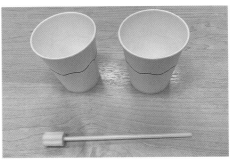

図5　コップとスポンジ

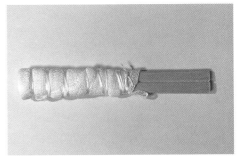

図6　割りばしにガーゼを巻いたもの

## 口腔粘膜の清掃

　口腔粘膜、舌の清掃にはスポンジブラシや濡らしたガーゼによる清掃が有効である。スポンジブラシを使用する場合は、コップを2個以上準備し（**図5**）、汚れを洗うためのものと濡らすためのものとに分け、水分が咽頭側に流れないように十分に絞った状態で使用する。使用前にスポンジの先端が外れないか確認してから使用することが大切である。

　スポンジブラシは、頰粘膜では臼歯部から前歯部方向へ、舌は舌根側から舌尖部方向に使用し、咽頭側へ汚れを押し込まないよう注意する。

## 開口が困難な場合

　咬反射、拒否、嚥下のリズムにより、開口保持困難や歯ブラシを咬んでしまう場合には、開口保持具を使用して行う。バイトブロック、開口器、ガーゼブロック（**図6**）がある。

　開口保持具を使用する場合は以下のことに注意する。

①交換期乳歯や動揺歯がある場合は、歯の脱落に注意する
②粘膜の巻き込み損傷がないように注意する

③臼歯で咬ませるように使用する

④歯ブラシのなど細いものは破損するので咬ませないようにする

⑤開口保持により呼吸抑制をきたす場合は、胸郭の動き、呼吸音に注意し行う。

## 行動調整法

　障害をもつ患者は、歯科、口腔ケアに対する不安、拒否、開口保持の困難、不随意運動や原始反射が出やすく、円滑に行うことができない場合が多い。以下に、これらの不適応行動を取り除き、円滑な口腔ケアを行うため患者の心身を調節していく方法を紹介する。

●系統的脱感作法：刺激の弱いものから強いものへ順序づけて、受け入れをよくする。
●Tell-Show-DO法：これから行う操作を理解できるようわかりやすく説明し、何を行うかを見せ、実際に行う方法。
●カウント法：数を数えて行うことを伝え、先の見通しをつけ、患者のがまんすることを学習につなげる。

　ほかに、自閉スペクトラム症などの発達障害のもつ患者では視覚的素材を用いることで、聴覚的情報より理解が優れており有効である（**図7**）。

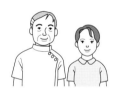

1. はじまり

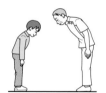

2. あいさつ

3. 歯科診療台（ユニット）に座る

4. エプロンをかける

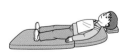

5. 歯科診療台（ユニット）に寝る

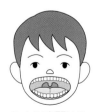

6. お口を開ける（あーん）

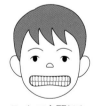

7. お口を閉じる（いー）

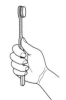

8. 歯ブラシ

図7

さまざまな口腔疾患

## 口唇

● 粘液嚢胞
（ねんえきのうほう）

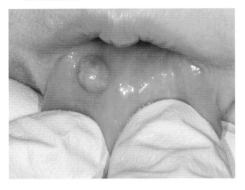

● 口唇ヘルペス（ヘルペス・ウイルス感染）

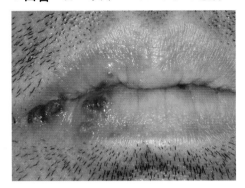

## 頬部

● ワルチン腫瘍（耳下腺腫瘍）

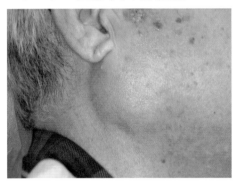

● 右頬部帯状疱疹

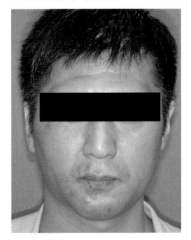

## 口蓋

● 口蓋隆起
（こうがいりゅうき）

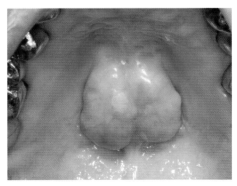

● 多形性腺腫
（たけいせいせんしゅ）

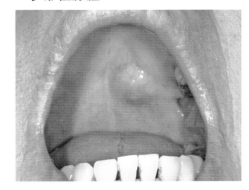

# 顎下・口腔底

● 唾石症による顎下腺炎

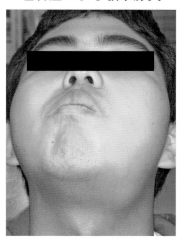

● 下顎隆起

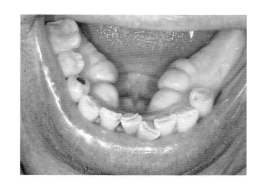

● がま腫（唾液の貯留）

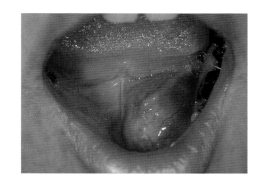

# 舌

● 舌線維腫

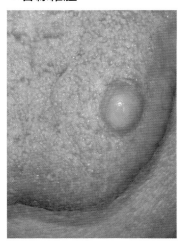

● 舌扁桃（葉状乳頭肥大）

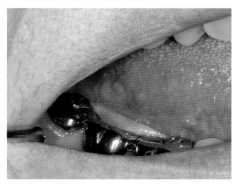

● 白板症からの舌癌（悪性腫瘍）

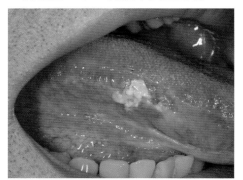

● 地図状舌

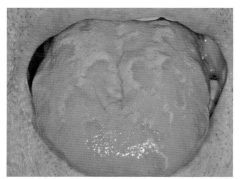

● ブランダン・ヌーン嚢胞

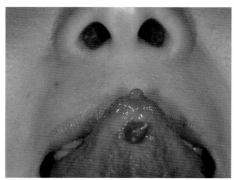

● 溝状舌

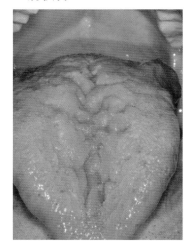

● カンジダ症

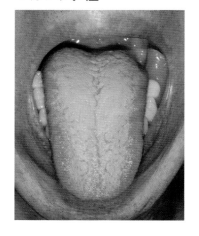

# 口峡

● 粘表皮腫（悪性腫瘍）

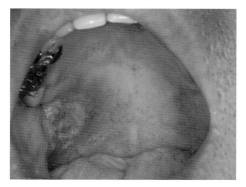

# 歯

## ● 上顎正中過剰歯

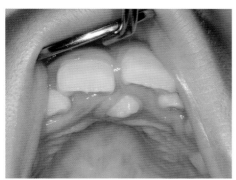

## ● 右下顎水平埋伏智歯

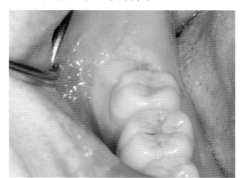

# 歯肉

## ● 歯肉癌（悪性腫瘍）

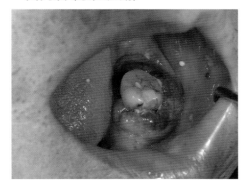

## ● 瘻孔（ろうこう）

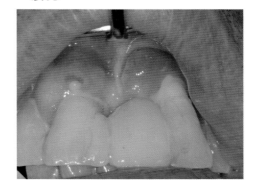

# 頬粘膜

## ● 扁平苔癬（へんぺいたいせん）

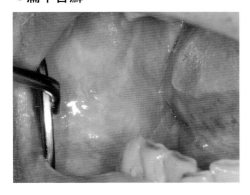

## ● 頬粘膜癌（きょうねんまくがん）

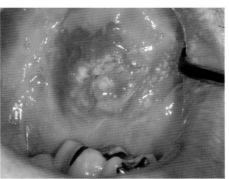

看護・コメディカルの
# 口腔ケア実践ハンドブック

| | |
|---|---|
| 編著者 | 岩重洋介（イワシゲヨウスケ） |
| 発行人 | 中村雅彦 |
| 発行所 | 株式会社サイオ出版 |
| | 〒101-0054 |
| | 東京都千代田区神田錦町 3-6　錦町スクウェアビル７階 |
| | TEL 03-3518-9434　FAX 03-3518-9435 |
| | https://www.scio-pub.co.jp |
| カバーデザイン | Anjelico |
| DTP | マウスワークス |
| 本文イラスト | 日本グラフィックス |
| 印刷・製本 | 株式会社朝陽会 |

2022 年 7 月 8 日　　第 1 版第 1 刷発行

ISBN 978-4-86749-003-7　　ⒸYosuke Iwashige
● ショメイ：カンゴ・コメディカルノコウクウケアジッセンハンドブック
乱丁本、落丁本はお取り替えします。